Rauchen ist Kopfsache

So werden Sie sicher Nichtraucher

AF208537

Rauchen ist Kopfsache

René Plogsties

Impressum

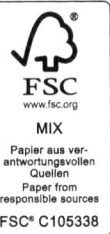

Bibliografische Information der Deutschen Nationalbibliothek:
Die Deutsche Nationalbibliothek verzeichnet diese Publikation in der Deutschen Nationalbibliografie; detaillierte bibliografische Daten sind im Internet über http://dnb.dnb.de abrufbar.

Herstellung und Verlag: BoD – Books on Demand, Norderstedt

ISBN: 978-3-7568-9785-8

Inhaltsverzeichnis

VORWORT

Gewohnheiten bestimmen unseren Alltag und sind Bestandteil unserer Verhaltensweisen. Wir hören gerne immer denselben Radiosender, bevorzugen den gleichen Weg zur Arbeit, holen unseren Döner bevorzugt bei unserem Lieblings Dönermann, bei der Biersorte gibt es keine Diskussion, es ist auch immer die gleiche. Im Fernsehen schauen wir unsere Standardsendungen an und im Internet unsere favorisierten Youtuber. Wir stehen morgens zur gleichen Zeit auf und gehen abends zur gleichen Zeit ins Bett.

Selbst die Zigarettenmarke ist immer die Gleiche und das über Jahre und Jahrzehnte. Allerdings ist hier nur die Zigarettenmarke, zu der wir greifen eine Gewohnheit, das Rauchen selbst, hingegen nicht. Rauchen ist keine Gewohnheit, die man einfach so ändern kann, wie im Radio einfach einen anderen Sender zu hören oder einen anderen Weg zur zu Arbeit zu gehen.

Denn Rauchen ist eine Zwangshandlung, die zu einer starken Abhängigkeit führt und für Raucher kaum zu kontrollieren ist, auch wenn sie es gerne Glauben möchten.

Ist für längere Zeit keine Zigarette zur Hand, machen sich Entzugserscheinungen, wie Reizbarkeit, Konzentrations- und -Schlafstörungen oder Nervosität breit. Was viele nicht wissen, Nikotin kann laut einigen

Studien genauso abhängig machen, wie Kokain und Heroin.

So ist Rauchen genau aus diesen Gründen nicht einfach nur eine schlechte Angewohnheit, wie so oft behauptet wird. Ein wesentlicher Unterschied sich von der Sucht zu lösen, im Vergleich zu anderen Drogensüchten, besteht jedoch darin, dass die Nikotinsucht auch ohne einen Klinikaufenthalt besiegt werden kann und es leichter ist, als sie vielleicht zunächst glauben.

Entscheidend für einen langfristigen Erfolg, sind die richtige Methode, sowie der Wille, den Sie bereits zeigen, indem Sie dieses Buch lesen.

Zigarettenrauch schadet allen, die ihn einatmen, nicht nur dem Raucher. Egal, ob Sie jung oder alt, gesund oder ungesund sind, auch das Passivrauchen ist gefährlich und kann krank machen.

Sind Sie es nicht manchmal leid, mehrmals am Tag nach draußen gehen zu müssen, um eine Zigarette zu rauchen? Ist es das Stehen in der Kälte und im Regen wirklich wert, eine Zigarette zu rauchen? Wäre es nicht einfacher, wenn Sie sich entscheiden könnten, nur dann nach draußen zu gehen, wenn Sie es wollen, und nicht, wenn Sie es müssen?

Außerdem ist das Rauchen von Zigaretten teuer. Durchschnittlich kostet eine Packung Zigaretten 7 Euro- und die Preise steigen weiter. Wenn Sie also nur eine Schachtel pro Tag verrauchen, summiert sich das auf 2.555,00 Euro pro Jahr.

Offensichtlich bringt rauchen keine Vorteile.

Was also liegt näher, als dem Ruf der Pharmakonzerne sowie der zahlreichen Therapeuten zu folgen und deren professionelle Hilfe in Anspruch zu nehmen?

Aus der Verteufelung des blauen Dunstes hat sich im Laufe der Jahre ein äußerst lukrativer Geschäftszweig entwickelt.

Alleine in Deutschland sind knapp 24% der Erwachsenen über 18 Jahre potenzielle Nichtraucher. Die höchste Todesrate dieser Zielgruppe liegt im Alter zwischen 40 und 59 Jahre. Für die großen Pharmakonzerne bedeutet das nur eine relativ kurze Zeitspanne, in dem Milliardenmarkt der verschreibungspflichtigen Rauchentwöhnung Ihre Produkte zu verkaufen.

Nikotinkaugummis oder -pflaster bringen jährlich mehrere Millionen Euro an Umsatz. Trotzdem sind sie für Pharmakonzerne ein vernachlässigbares Geschäft, denn die erwünschten Milliarden werden mit verschreibungspflichtigen Medikamenten zur Rauchentwöhnung eingenommen. Bringt eine Rauchentwöhnung unter Zuhilfenahme von Medikamenten oder Nikotinersatzprodukten tatsächlich den erhofften Schritt vom Raucher zum Nichtraucher, oder steht dieser Begriff lediglich für einen Tausch der Gewohnheiten? Rauchen ist schädlich, gar keine Frage.

Es wäre allerdings zu hinterfragen, ob Präparate zur Rauchentwöhnung gesundheitlich völlig unbedenklich sind und ob sie nicht eher versuchen, den Teufel mit dem Beelzebub austreiben.

In diesem Buch erfahren Sie, was Nikotin mit ihrem Körper anstellt und warum sie als Raucher immer weiter rauchen müssen. Außerdem erfahren Sie, wie Sie es dennoch schaffen können, ohne übermenschliche Anstrengungen zum Nichtraucher zu werden und gleichzeitig lernen, bewusster zu leben.

Bei meinen ersten Zigaretten, die ich rauchte, dachte ich mir, was sei so schlimm daran. Anfangs hatte ich nur gepafft und den Rauch nicht tief inhaliert. Nur um irgendwie Cool zu sein. Doch es wurde von Mal zu Mal mehr. Damals hätte ich nicht gedacht, dass ich über Zwanzig Jahre lang an der Kippe hängen werde. Und der Auslöser lag bei mir in der Jugend, nur um anders zu sein, sich aufzulehnen, gegen die Eltern und die Lehrer zu rebellieren. Um erwachsen zu wirken.

Anfangs rauchte ich vielleicht eine Schachtel in der Woche, die ich für fünf Mark am Zigarettenautomat einfach so kaufen konnte. Das war damals noch möglich. Dann später, zu Beginn meines Berufslebens wurde es deutlich mehr, aus einer Schachtel in der Woche wurde schnell eine Schachtel am Tag.

Und dabei sollte es über Zwanzig weitere Jahre und zahlreiche aufhörversuche bleiben.

Die Zigarette gehörte irgendwie in mein Leben. Ich konnte mir nicht vorstellen, früh morgens aufzustehen ohne Kaffee und Kippe. Habe ich am Vorabend gemerkt, dass ich für den nächsten Tag nicht genug

Kippen habe, bin ich bei eisiger Kälte noch in der Nacht zur Tankstelle gelaufen um mir eine Schachtel zu kaufen.

Nach dem Essen brauchte ich erstmal eine Verdauungszigarette.

Oder nach der Arbeit den gemütlichen Feierabendkaffe mit einer Zigarette.

Feiern zu gehen und ein Bier ohne Zigarette, undenkbar.

Zigarettenpausen während der Arbeit für den Stressabbau waren normal.

Abends vor dem Schlafengehen musste natürlich auch noch eine „Gute Nacht-Zigarette" sein.

Die Konsequenzen waren mir nie wirklich bewusst, denn mein Leben funktionierte ganz gut mit dem kleinen glimmenden Freund an meiner Seite.

Die schweren Folgen des Rauchens, körperliche, soziale und psychische Leiden treffen sowieso nur die anderen. Die Bilder auf den Packungen, sind ja nur Extrembeispiele, mich trifft das nicht.

Dachte ich zumindest immer, bis ich eines besseren Belehrt wurde und tiefgründig verstanden habe, wie sehr die Zigarettensucht nicht nur mein Leben beeinflusst hat, sondern mir auch finanziell und viel schlimmer noch, körperlich und seelisch geschadet hat.

Nach über zwanzig Jahren als starker Raucher, weiß ich, wie man sich als Raucher fühlt. Ich kenne sämtliche Fallstricke und unlogische Denkweisen, die das Rauchen begünstigen. Kann aus Erfahrungen und Studien sagen, welche Methoden den Rauch-Stopp langfristig unwahrscheinlich machen. Ich weiß also sehr gut, wovon ich spreche und zwar nicht nur aus der Theorie heraus, sondern auch aus der Praxis und kann Ihnen ganz klar sagen, wo der Hund begraben ist und welcher Weg tatsächlich hilft.

WIE NIKOTIN WIRKT

Lassen Sie uns zuerst einmal darüber sprechen, wie Nikotin (der süchtig machende Inhaltsstoff des Tabaks) wirkt. Sie sollten wissen, was mit ihrem Körper passiert, während sie rauchen. Dann werden sie besser verstehen, warum es ihnen so schwerfällt, es zu lassen.

Nikotin wird von der Tabakpflanze als Insektizid hergestellt - so schützt diese sich vor Insekten. Diese werden vergiftet, indem Nikotin das Nervensystem angreift. In der Folge stirbt das Insekt.

Menschen sind natürlich viel größer als ein Insekt, somit wären erst viel größere Mengen Nikotin tödlich. Da es sich im Wasser auflöst und den Körper sehr schnell wieder verlässt, kann man die dazu erforderliche Menge an Nikotin durch Rauchen nicht aufnehmen

Dennoch wirkt es sich auf das menschliche Nervensystem aus. Wenn Sie rauchen, trifft der eingeatmete Rauch auf das feuchte Lungengewebe und wird zusammen mit dem eingeatmeten Sauerstoff in den Blutkreislauf aufgenommen. Sehr bald danach erreicht er Ihr Gehirn.

Wussten Sie übrigens, dass die meisten der wirklich schädlichen Chemikalien in Zigaretten lediglich die Aufgabe haben, das Nikotin schneller und in größtmöglichen Mengen in ihr Gehirn zu transportieren?

Die wichtigsten Inhaltsstoffe im Tabakrauch

Substanz:	toxische Eigenschaften:
Acetaldehyd	krebserzeugend, reizt die Augen und den Atemtrakt, stört die Selbstreinigung der Lunge durch Lähmung der Flimmerhärchen im Bronchialtrakt
Acrylnitril	krebserzeugend, reizt die Schleimhäute, verursacht Kopfschmerzen, Schwindel, Übelkeit
Ammoniak	Ammoniak-Dämpfe reizen bereits in geringer Konzentration die Augen und Atemwege; Ammoniumverbindungen erhöhen das Suchtpotenzial von Zigaretten
Aromatische Amine (z.B. Anilin)	krebserzeugend; verursachen Harnblasenkrebs
Arsen	krebserzeugend, die Inhalation von Arsendämpfen verursacht Schleimhautreizung
Benzol	krebserzeugend; verursacht Leukämie

Blausäure	eine der toxischsten Substanzen im Tabakrauch; Kurzzeitexposition kann zu Kopfschmerzen, Schwindel, Erbrechen führen
Blei	krebserzeugend, langfristige Belastung kann Schäden an Gehirn, Nieren, Nervensystem und roten Blutkörperchen hervorrufen, schädigt den Fetus
1,3-Butadien	krebserzeugend, reizt die Augen, Nasenwege, Rachen und Lunge
Cadmium	krebserzeugend, kann bei Langzeitexposition die Nieren schädigen
Chinolin	reizt Augen, Nase, Rachen, kann Kopfschmerzen, Schwindel und Übelkeit auslösen
Formaldehyd	krebserzeugend, das Gas reizt die Augen und die Atemwege
Hydrazin	Krebserzeugend
p-Hydrochinon	krebserzeugend, schädigt die Bindehaut und die Hornhaut des Auges

Kohlenmonoxid	blockiert den Sauerstofftransport im Blut, kann Blutgefäße schädigen
Naphthalin	krebserzeugend; die Dämpfe reizen Augen und Atemwege
Nickel	krebserzeugend, reizt die Atemwege; verursacht Lungenentzündung
Nitromethan	krebserzeugend
N-Nitrosamine	krebserzeugend
Phenol	krebserzeugend; reizt Haut, Augen und Schleimhäute
Polonium 210	stark radiotoxisch
Polyzyklische aromatische Kohlenwasserstoffe	Krebserzeugend
Styrol	krebserzeugend, Exposition führt zu Störungen des Zentralnervensystems, Kopfschmerzen, Erschöpfungszuständen, Depression
Toluol	chronische Inhalation reizt die oberen Luftwege und die Augen, führt zu Heiserkeit, Übelkeit, Schwindel, Kopfschmerzen, Schlafstörungen

Quellen: Bornscheuer U et al., 20075, US Environmental Protection Agency39, Deutsches Krebsforschungszentrum, Bearbeitung: Deutsches Krebsforschungszentrum, Stabsstelle Krebsprävention, 2008
www.tabakkontrolle.de

Über den Tabakrauch braucht Nikotin lediglich zwischen 10 Uhr und 20 Sekunden, um ins Gehirn zu gelangen. Ein weiterer Weg, wie Nikotin in den Körper gelangen kann, ist der über die Haut. Passivraucher beschweren sich also nicht völlig grundlos.

In Ihrem Gehirn hat Nikotin die gleiche Form wie Acetylcholin. Diese Chemikalie passt in die Rezeptoren im Gehirn wie ein Schlüssel in ein Schloss.

Im Nervensystem aktiviert Nikotin sogenannte nikotinische Acetylcholinrezeptoren. Normalerweise werden diese von dem Botenstoff Acetylcholin stimuliert. Nikotinische Acetylcholinrezeptoren sitzen vorwiegend auf den motorischen Endplatten. Von dort werden Signale von den Nervenzellen an Muskeln geleitet. Im Gehirn steuern diese Rezeptoren indirekt unbewusste Vorgänge wie zum Beispiel Darmträgheit oder Herzschlag.

Wenn Nikotin an diesen Rezeptoren anbindet, werden unterschiedliche Neurotransmitter, wie Noradrenalin, Adrenalin, Serotonin und Dopamin freigesetzt. Während allerdings Acetylcholin schnell wieder abgebaut wird, bindet das Nikotin lange an den Rezeptoren an. Durch diesen länger andauernden Reiz werden die betroffenen Zellen aus ihrem natürlichen Gleichgewicht gebracht.

Dopamin ist übrigens die Wurzel aller bekannten Süchte, denn es ist für die Belohnung zuständig, aber auch für den Zwang. Es erzeugt im Gehirn das Gefühl des Verlangens. Damit spielt es also gar keine Rolle, ob eine Zigarette schmeckt oder nicht. Das Gehirn bekommt lediglich die Information, dass es Nikotin will.

Außerdem ist Dopamin an der Entstehung von lebhaften Erinnerungen beteiligt, sodass man sich sehr deutlich an dieses Verlangen erinnert.

Deshalb fällt es auch schwer, mit dem Nikotin aufzuhören. Obwohl sogar die Art und Weise, wie es verabreicht wird, der Gesundheit schadet. Allein das Wissen, dass das Verlangen ein falsches Signal ist, kann Ihnen helfen, es zu ignorieren.

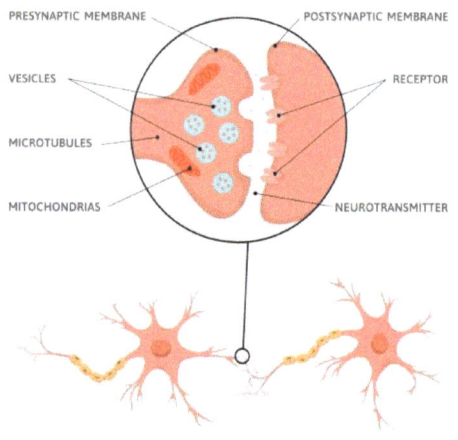

Eigentlich sollte jeder wissen, dass Rauchen der Gesundheit schadet. Rauchen schädigt die Haut - es ist leicht, einen Raucher an seiner Haut zu erkennen. Das liegt zum einen an der direkten Wirkung des Rauches auf die Haut, zum anderen aber auch daran, dass die Haut immer dann in Mitleidenschaft gezogen wird, wenn Gifte oder Toxine in den Körper gelangen. Ihre Haut ist Ihr größtes Körperorgan, und alles, was mit Ihnen nicht in Ordnung ist, zeigt sich dort. Sie ist auch einer der Wege, auf denen Gifte den Körper wieder verlassen.

Rauchen schädigt natürlich die Lunge, da das Nikotin auf diese Weise in den Körper gelangt. Auf dem Weg dorthin werden auch die Mundhöhle, der Rachen und die Zunge geschädigt. Ihre Lungen sind zwar sehr gut darin, mit Staub, Rauch und anderen Abfällen, welche Sie einatmen, umzugehen, und sie verfügen über spezielle Immunmechanismen, damit möglichst wenig Schadstoffe in den Körper gelangen. Wenn Sie diese Mechanismen jedoch ständig strapazieren, können sie versagen oder es kann sich sogar Krebs bilden.

Zusätzlich belastet Rauchen die Leber und die Nieren, die dafür zuständig sind, Gifte aus dem Blut zu entfernen - im Falle der Leber - und aus dem Körper zu leiten - im Falle der Nieren.

Rauchen schädigt Ihre Blutgefäße und Ihr Herz. Eine der Wirkungen des Rauchens ist die Verstärkung von

Stressreaktion. Deshalb bekommt man ein Gefühl der Konzentration, wenn man eine Zigarette raucht.

Die anregende Wirkung von Nikotin entsteht allerdings nur bei geringen Dosen. Bei höheren Konzentrationen wirkt Nikotin entspannend bis lähmend. Daraus erklärt sich auch, warum die erste Zigarette am Tage anregend ist und die letzte zur Entspannung geraucht wird.

Beim Rauchen erhöht sich die Herzfrequenz und der Blutdruck steigt, durch die Verringerung des Sauerstoffgehaltes verdickt sich das Blut und verengt die Blutgefäße. Das kann, wenn es über viele Jahre hinweg ständig wiederholt wird, zu Herzinfarkten oder Schlaganfällen führen.

Rauchen steigert das Risiko, an Diabetes Typ 2 zu erkranken. Durch Diabetes wiederum erhöht sich das Risiko für Nierenversagen und Herz-Kreislauf-Erkrankungen.

Raucher leiden häufiger an Zahnfleischentzündungen oder Karies als Nichtraucher. Zudem verfärben sich die Zähne gelblich, was eine optische Beeinträchtigung darstellt. Außerdem werden Nägel und Haare vom Rauchen brüchig.

In der Schwangerschaft begünstigt Rauchen Missbildungen, erhöhte Kindersterblichkeit sowie Früh- und Fehlgeburten, da das Nikotin auch die Plazenta und den Blutkreislauf des ungeborenen Kindes erreicht.

Bei einer Studie zur psychischen Gesundheit von Rauchern, durchsuchten Forscher der Universität Birmingham medizinische Datenbanken. Sie suchten nach Studien, in denen rund 170.000 Teilnehmer zweimal zu ihrem Stresslevel befragt wurden. Die erste Befragung war, bevor sie mit dem Rauchen aufhörten und die zweite Befragung folgte sechs Wochen später.

Dabei fassten die Forscher die Ergebnisse der verschiedenen Studien zusammen. Das Ergebnis aller Untersuchungen war gleich. Wenn die Teilnehmer mit dem Rauchen aufhörten, war ihre psychische Gesundheit deutlich besser.

Schafft es demnach ein Raucher sechs Wochen ohne Nikotin auszukommen, fühlt er sich danach weniger depressiv und gestresst, als Personen, die weiter rauchen. Der Rauchstopp kann somit eine ähnliche Wirkung wie ein Antidepressivum zeigen. Das Stresslevel, das durch das Rauchen verursacht wird, fällt nach sechs Wochen weg, denn die Nikotinsucht verstärkt signifikant negative Gefühle.

Raucher leiden häufiger unter Schlafmangel und schlechterem Schlaf. Es gibt doppelt so viele Raucher, die weniger als 6 Stunden pro Nacht schlafen als Nichtraucher. Sogar der Übergang zur Tiefschlafphase dauert bei Rauchern länger und die Tiefschlafphase ist kürzer. Des Weiteren wird der Schlaf durch nächtliche Entzugserscheinungen bei starken Rauchern gestört. Forschern zufolge liegt die Ursache darin, dass das im Tabakrauch enthaltene Kohlenmonoxid sich schneller an die roten Blutkörperchen bindet und dadurch Sauerstoff aus dem Blut verdrängt. Die Folge ist, dass der Körper schlechter mit Sauerstoff versorgt wird. Sie fanden bei Untersuchungen heraus, dass diejenigen weniger schliefen, einen höheren Kohlenmonoxidgehalt im Atem und einen höheren Gehalt an Cotinin, einem Abbauprodukt von Nikotin, im Blut hatten. Nikotin selbst aktiviert viele Neurotransmitter wie Noradrenalin und Serotonin, die auch an der Schlafregulation im Gehirn beteiligt sind, und eine plötzliche Aktivierung dieser Systeme kann den Schlaf stören.

Nach ungefähr drei Monaten ohne Zigaretten, steigt die Leistungsfähigkeit wieder an, da sich der Körper mit der Zeit langsam erholt. Der Schlaf, die Leistung und die Konzentration tagsüber verbessern sich deutlich.

Rauchen fördert Hautunreinheiten, führt zu einem blasseren, faderen Hautbild und begünstigt eine schnellere Hautalterung. Die Haut von Rauchern ist trockener und Falten entstehen schneller als bei Nichtrauchern. Die zahlreichen Giftstoffe, die im Tabakrauch enthalten sind, verändern das Hautbild. Dies liegt an der schlechteren Nährstoff und Sauerstoffversorgung der Haut. Nach dem Rauchstopp sinkt auch das Hautkrebsrisiko, die Haut sieht frischer und gesünder aus.

Zähne und Zahnfleisch

Die Zähne von Rauchern vergilben nicht nur, sondern sie leiden vermehrt unter Karies und Parodontose. Karies ist eine Erkrankung, bei dem der Zahn durch schädliche Bakterien angegriffen wird. Nachdem der Zahn angegriffen wurde, entstehen braune Flecken auf dem Zahn, welche im weiteren Verlauf zu Löchern führt. Unter Parodontose versteht man die Erkrankung des Zahnfleischs, in dem der Zahn seinen Halt findet. Die Abwehrkräfte werden durch den Tabakrauch im Mundraum stark geschwächt. Auch Mundkrebs, der vielfach tödlich verläuft, kann häufig auf das Rauchen zurückgeführt werden.

Passivrauchen

Eine häufig viel zu unterschätzte Tatsache ist, dass ein Raucher seine Mitmenschen durch den Tabakrauch extrem schädigt. Auch Passivrauchen kann zu den gleichen Erkrankungen führen, wie aktives rauchen.

Ein besonders großes Gefahrenpotential stellt das Rauchen in geschlossenen Räumen dar. Im Auto ist die Konzentration der Schadstoffe bis zu 23 mal höher, als in anderen verrauchten Räumen, wodurch alle Mitfahrenden einer starken Belastung durch Giftstoffe ausgesetzt sind. Besonders Kinder sind durch das Passivrauchen ehrhöhten Gefahren ausgesetzt. Sie können sich nicht gegen die Gesundheitsgefahren wehren und ihr Körper befindet sich noch in der Entwicklung. Es ist nachgewiesen, das Babys, welche Tabakrauch einatmen, häufiger am plötzlichen Kindstod sterben als andere.

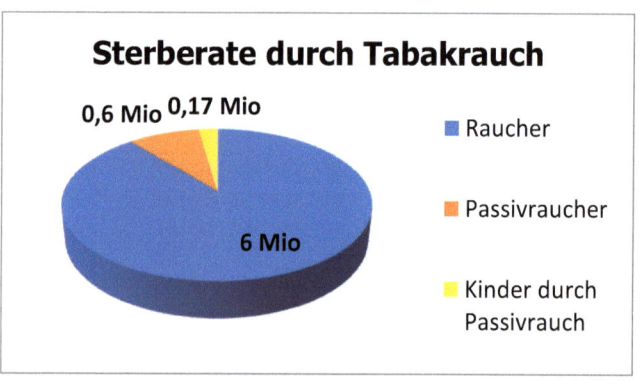

WARUM RAUCHEN SIE EIGENTLICH?

Am Ende wird wahrscheinlich jeder zu dem gleichen Schluss kommen. Nämlich, dass niemand die Entscheidung getroffen hat, mit dem Rauchen anzufangen. Stellen Sie sich selber einmal die Frage: Haben Sie das getan? Sind sie eines Morgens aufgewacht und haben gesagt: "Heute werde ich mit dem Rauchen beginnen! Am Anfang wird mir vielleicht schlecht, aber ich bin kein Aufhörer! Ich werde dabei bleiben. Ich werde es zu einem Teil meiner täglichen Routine machen."

In Filmen rauchen die coolen Charaktere. Eine Zigarette in der Hand einer Frau sagt sofort, sie ist sexy, stark und unabhängig. Der Erfolg der Zigarette mit der roten Schachtel kommt nicht zuletzt daher, dass sie den "Geschmack von Freiheit und Abenteuer" wie keine zweite verkörperte. Erinnern wir uns an den Zusammenhang von Nikotin und Dopamin. Glauben sie an Zufälle?

Selbst wenn wir den Einfluss des großen Marketings außer Acht lassen, kann man sich der Tatsache nicht entziehen, dass es in der Schule die coolen Kids waren, die rauchten. Sicher behaupten sie auch von sich, sie sind eine starke und unabhängige Persönlichkeit.

In Wirklichkeit versuchen wir aber, Menschen zu folgen, die wir attraktiv finden. Deshalb stehen Prominente in Klatschzeitschriften oder auf Instagram immer für beste Verkaufsstatistiken. Jeder Modetrend lebt von seinen Vorbildern. Umgekehrt ist das der Grund, warum Zigaretten heute weniger beliebt sind als noch vor Jahren. In den meisten Ländern der Welt wurde die Zigarettenwerbung verboten, und wir sehen einfach nicht mehr so oft knallharte Kerle und sexy Frauen mit Zigaretten zwischen den Zähnen, die uns von Plakaten oder der Kinoleinwand herab zulächeln.

Geben Sie also die Schuld dafür, dass sie mit dem Rauchen begonnen haben, ruhig den anderen. In gewisser Weise haben sie sogar recht. Das ist die gute Nachricht.

Die schlechte Nachricht ist, dass es heute keinen wirklichen Unterschied mehr macht. Sie haben vielleicht keine Entscheidung getroffen, mit dem Rauchen anzufangen, aber die Entscheidung, mit dem Rauchen aufzuhören, müssen Sie ganz alleine treffen.

Sie sehen Anti-Raucher-Werbung, die Menschen um Sie herum sagen, wie schlimm es ist, und sie ermutigen Sie, mit dem Rauchen aufzuhören, aber das sind nur Geräusche, solange Sie keine eigene Entscheidung treffen.

Wie oft hören Sie, dass Sie an ihre Gesundheit denken sollen, dass Sie riechen wie ein Aschenbecher, dass Sie daran denken sollen, wie viel Sie sparen können. Schenken Sie diesen Kommentaren wirklich Beachtung? Ihre Entscheidung, mit dem Rauchen aufzuhören, können diese äußeren Faktoren doch nur geringfügig beeinflussen.

DARUM KÖNNEN SIE NICHT MIT DEM RAUCHEN AUFHÖREN

Nikotin setzt den Botenstoff Dopamin frei. Dadurch wird das Belohnungssystem im Gehirn aktiviert, was wiederum die psychische und physische Abhängigkeit beschleunigt.

Forschungen zufolge wird das Potenzial zur Abhängigkeit von Nikotin im Tabakrauch nur von Kokain oder Heroin übertroffen. Während allerdings die Entzugserscheinungen, die sich körperlich bemerkbar machen, nach ungefähr ein bis zwei Wochen verschwinden, bleibt die psychische Abhängigkeit sehr lange bestehen. Schuld daran ist das Suchtgedächtnis. Bestimmte Situationen oder auch Erlebnisse werden mit dem Nikotingenuss verbunden.

Kommt Ihnen das bekannt vor? Sie wollen wieder mit dem Rauchen aufhören, aber wenn der Entzug einsetzt, kommt Ihnen der Gedanke: "Warum tue ich das?"

Wenn Sie eine Liste mit Gründen gemacht haben, gehen Sie sie durch und streichen einen Grund nach dem anderen.

Sie hatten wahrscheinlich die gleichen Gründe wie die meisten: Gesundheit, Geld und

Ihre Familie, die Sie bittet, mit dieser stinkenden Angewohnheit aufzuhören. Die ersten gesundheitlichen Symptome sind zwar vielleicht schon da, sie lassen diese Gründe aber unbedeutend und für nicht zutreffend erscheinen. Auch das Ergebnis ist Ihnen bereits bekannt, trotzdem lassen sie sich auf die Debatte ein.

Gesundheit

So schlecht geht es Ihnen gar nicht, also war die Gesundheit auch kein so wichtiges Motiv. Sicher, Sie bekommen regelmäßig Grippe oder Bronchitis und sind leicht außer Atem, aber das kann auch an dem Schreibtischjob und der Ernährung liegen.

In jeder Kultur gibt es ein Sprichwort, das die Bedeutung der Gesundheit hervorhebt. Wenn also gilt "Gesundheit ist wichtiger als Reichtum", warum rauchen wir dann?

Wir sind einfach schrecklich darin, die Zukunft zu planen. Sie haben vielleicht einen Plan für große Dinge wie Rente, Hypothek usw., aber wenn man darüber nachdenkt, trifft man immer noch Entscheidungen, die nicht viel Sinn machen. Man macht Kreditkartenschulden, schläft zu wenig, bewegt sich nicht genug, isst die falschen Sachen und raucht.

Sie tun diese Dinge jetzt, weil Sie vermeintlich gute Gründe haben, sich jetzt nicht mit den Folgen auseinandersetzen zu können.

Jeder weiß, dass Rauchen das Krebsrisiko erhöht, die Haut altern lässt und im ganzen Körper Schaden anrichtet, aber Raucher müssen sich nicht jetzt damit auseinandersetzen. Das werden Probleme des zukünftigen Ichs sein.

Wenn Sie nicht gerade mit einer durch das Rauchen verursachten Krankheit zu kämpfen haben, kann Sie nur eine unmittelbare Gefahr zum Handeln veranlassen. Vielleicht würden ihnen ja, wenn sie den Vorsatz fassen, mit dem Rauchen aufzuhören, eine ganze Liste guter Gründe einfallen wie: Ich werde mich besser fühlen, ich werde leichter atmen können, ich werde das Krebsrisiko senken und usw.

Das sind alles tolle Gründe, doch sie liegen in der Zukunft. Sie sind hier und heute, also werden all diese Vorteile nicht von Ihnen jetzt, sondern von Ihrem zukünftigen Ich genossen werden.

Ein weiteres Problem bei der Entscheidung, ein rauchfreies Leben zu führen, ist, dass die Gesundheit nicht vollständig in unseren Händen liegt. Tatsache ist, dass wir mit dem Blatt spielen müssen, das uns gegeben wurde. Unsere Gesundheit hängt auch sehr stark von äußeren Einwirkungen ab, auf die wir keinen Einfluss haben. Ob es sich dabei jetzt um verstopfte Straßen, gespritztes Obst, haltbar gemachte Lebensmittel oder Chemikalien in der Kleidung handelt - es gibt so viele Möglichkeiten, in der modernen Welt krank zu werden.

Ihrem Rauchergehirn ist das alles egal.

Es will einfach nur seinen Kick, also wird es Ihnen sagen, dass es keine Rolle spielt, ob Sie rauchen oder nicht - manche Menschen bekommen Lungenkrebs, auch ohne eine Zigarette in ihrem Leben berührt haben. Ihrem Gehirn ist dabei egal, dass der direkte Zusammenhang zwischen Krebs und Rauchen eine sehr gut belegte Tatsache ist.

Es ist großartig darin, Sie davon abzuhalten, an sich zu arbeiten und Verhaltensweisen zu ändern. Sobald es feststellt, dass es seinen täglichen Kick nicht bekommen hat, macht sich Ihr Gehirn an die Arbeit und versucht, Sie zu täuschen.

Es ist die gleiche Denkweise, die Lotterien so erfolgreich sein lässt, nur andersherum.

Bei einer Lotterie denkt man - ja, nur einer von einer Million wird gewinnen, aber es kann auch ich sein. Sie als Raucher wissen - ja, ich könnte Krebs oder einen Schlaganfall bekommen, aber manche Menschen, die rauchen, bekommen nichts, und manche haben nie eine Zigarette angefasst und trotzdem einen Schlaganfall oder Krebs bekommen.

Sie und jeder andere Raucher glaubt: "Das wird mir nicht passieren."

Vor einiger Zeit wurde in Amerika ein Test durchgeführt. Es wurde getestet, welche Botschaft Raucher am meisten beeinflusst. Die Leute wurden mit verschiedenen Botschaften wie "Rauchen verursacht Krebs", "Rauchen verursacht Herzinfarkte und Schlaganfall" und weitere konfrontiert. Der Test ergab, dass sowohl Männer als auch Frauen nicht Schlaganfall oder Lungenkrebs erschreckten.

Männer wurden am stärksten von der Tatsache beeinflusst, dass das Rauchen Impotenz verursachen kann.

Bei den Frauen war es der Umstand, dass Rauchen die vorzeitige Alterung und dunkle Flecken auf der Haut begünstigt.

Es waren also nicht die schweren Erkrankungen einer ungewissen Zukunft, welche die Aufmerksamkeit der Testpersonen bekamen, sondern solche, die man bei Mitbürgern sehen kann beziehungsweise ein unmittelbar nachvollziehbares Problem darstellen.

Geld

Auch Geld als Motiv ist schnell zerstört. Rauchen kostet so viel wie der Besitz eines Autos, aber es ist Ihr Geld, und wenn Sie rauchen wollen, ist es schließlich Ihr Recht. Irgendwie geht es beim Rauchen immer wieder um Freiheit und Unabhängigkeit, erinnern Sie sich?

Wenn Sie sich darauf vorbereiten, mit dem Rauchen aufzuhören, berechnen Sie möglicherweise auch, wie viel Sie jeden Monat für den blauen Dunst ausgeben, aber das sind nicht die wahren Kosten des Rauchens.

Rauchen ist nicht nur eine Zigarette und ein Feuerzeug. Ihr wirtschaftlicher Gewinn, mit dem Rauchen aufzuhören, wird wahrscheinlich viel größer sein als das, und damit sind nicht geistige und körperliche Gesundheit gemeint. Was sind also die wahren Kosten des Rauchens?

Der erste Teil sind natürlich die Zigaretten. Das ist am leichtesten zu berechnen, da man sie jedes Mal spürt, wenn man ins Geschäft geht, um sie zu kaufen.

Sie sind die sichtbarsten und, zumindest am Anfang, die größten Kosten der Rauchgewohnheit.

Stellen Sie Ihre eigenen Berechnungen an. Nicht selten sind die Kosten für Zigaretten genauso hoch wie das, was ihr Auto über das ganze Jahr kostet.

So hoch Ihre Ausgaben für den Zigarettenkauf aber auch sein mögen, sie sind nicht so teuer wie das, was Sie sonst noch für das Rauchen ausgeben.

Die wahren Kosten des Rauchens zeigen sich erst, wenn man die Auswirkungen der Nikotinabhängigkeit auf ihr Leben berechnet. Raucher sind anfälliger für Bronchitis oder Nebenhöhlenentzündungen. Prüfen Sie selber, wie oft sie im Jahr krank sind, was sie an Medikamenten brauchen, und rechnen Sie das in Ihrer Liste des Geldes ein, welches sie sparen könnten. Rechnen Sie außerdem, was es jährlich kostet, weil sie durch die Krankheiten in ihrem Job nicht voll leistungsfähig sein können.

Manche Arbeitgeber sind über Raucher nicht sehr erfreut, weil sie häufiger krank sind und mehr Pausen einlegen. Es könnte sein, dass Ihr Zigarettengeruch während eines Vorstellungsgesprächs Sie den Job gekostet hat, den Sie gerne gehabt hätten.

Wahrscheinlich haben Sie schon von Arbeitgebern gehört, die ihre Mitarbeiter ermutigen, das Rauchen aufzuhören, indem sie ihnen zusätzliche Urlaubstage oder Prämien gewähren. Sie tun dies nicht, weil sie sich um Ihre Gesundheit ihrer Mitarbeiter sorgen. Sie machen das, weil Rauchen das Unternehmen mehr Geld kostet.

Ein einfaches Beispiel: Sie haben zwei Kandidaten für eine Beförderung im Auge. Beide

leisten mehr oder weniger das Gleiche, aber der eine ist Raucher, das bedeutet statistisch gesehen mehr Rauchpausen und mehr Fehlzeiten durch Krankheit. Für welchen der Kandidaten würden Sie sich entscheiden?

Diese Liste könnte man jetzt endlos so weiter führen: Innenräume, die öfter eine Renovierung benötigen, Fahrzeuge, in denen geraucht wird oder Geschäfte, aus denen nichts wurde, weil der Kunde sie "nicht riechen" konnte.

Einiges davon können sie berechnen, manches davon ist ihnen im Nachhinein vielleicht auch bewusst. Tatsache ist aber, sie haben eine Gewohnheit, die teuer ist, niemandem nützt und ihnen selber auch noch schadet.

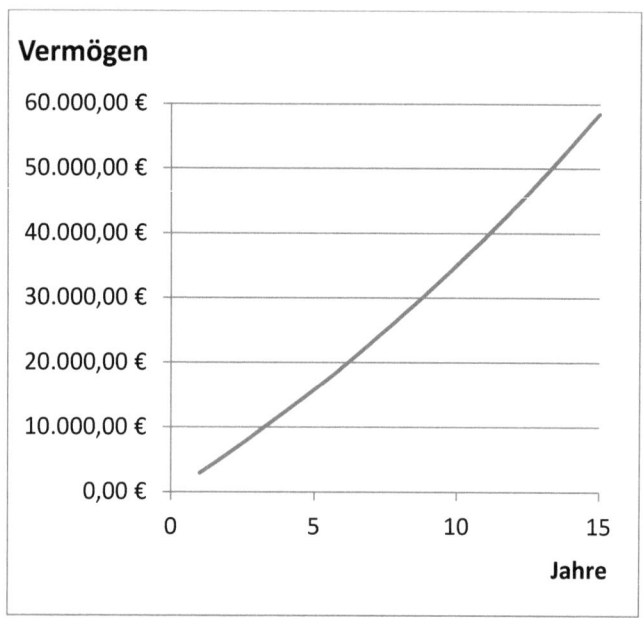

Dieses Diagramm verdeutlicht einen möglichen Vermögensaufbau bei dem Verzicht auf Zigarettenpackungen. Hierbei wird eine Schachtel pro Tag mit einem Preis von 8 Euro zugrunde gelegt und das eingesparte Geld zu 4 Prozent Jährlich angelegt. Dadurch kann nach 15 Jahren Abstinenz ein Vermögen von knapp 60.000 Euro gespart werden.

Diese Art des Denkens kann sehr gut dazu beitragen, auch den letzten Grund zu beseitigen. Ihre Familie möchte nicht, dass Sie rauchen, weil sie schlecht riechen. Außerdem empfindet ihre Familie Passivrauchen vielleicht auch als gefährlich. Sie erinnern sich, dass dieser Gedanke nicht unberechtigt ist, da das Nikotin auch über die Haut aufgenommen werden kann. Die Schadstoffbelastung durch Nikotin in einem Raucherhaushalt ist messbar hoch.

Allerdings haben sie doch schon immer geraucht, und es war bekannt, worauf man sich einlässt. In der Regel geht es ja nicht darum, dass sie das Rauchen den geliebten Menschen vorziehen. Es ist nur so, dass die Zigarette immer schon ein Teil von ihnen war.

Die Selbstlüge

Nikotinsucht ist deshalb kompliziert, weil derjenige, der Sie täuscht, Sie selbst sind.

Wenn Sie sich fragen, warum sollte ich mit dem Rauchen aufhören, werden sie beginnen, sich selber dafür zu entschuldigen, dass sie rauchen.

Gesundheit, Geld und geliebte Menschen sind sehr wichtige Gründe, aber leider scheinen sie nicht wichtig genug zu sein, eine Sucht zu besiegen. Im Durchschnitt braucht man sieben Versuche, um endgültig mit dem Rauchen aufzuhören.

Für unsere Leistungsgesellschaft klingt das erschreckend. Allerdings erinnern Sie sich einmal zurück, wie sie als Kind Fahrradfahren gelernt haben. Hat das beim ersten Versuch geklappt? Manche Menschen - etwa einer von 20 - können einfach mit dem Rauchen aufhören, und zwar mit einem Schlag, und rauchen nie wieder. Für die meisten ist es schwieriger.

Machen Sie eine Liste von Gründen, warum Sie aufhören wollen. Vielleicht kommen Sie sogar auf eine Liste von Gründen, warum Sie aufhören müssen.

Listen sind gut, um auf dem richtigen Weg zu bleiben oder Kontrollen durchzuführen, aber wenn Sie sie nur aufschreiben, werden diese Gründe nur Worte sein. Seien Sie sich bewusst, dass sie bei allen gescheiterten Versuchen Gründe hatten, warum Sie zwar aufhören wollten, aber als der Nikotinhunger begann, schien "nur eine Zigarette" ein fairer Kompromiss zu sein.

Viele Dinge sind schlecht für die Gesundheit. Sie könnten sich fragen, warum sie mit dem Rauchen aufhören sollen, wenn doch auch Menschen, die nicht rauchen, die gleichen Krankheiten bekommen.

"Nicht die Zigarette tötet, das Leben tötet"

Derjenige, der das geschrieben hat, war garantiert Raucher. Raucher sind ständig auf der Suche nach

Geschichten, die beweisen, dass Tabakgenuss nicht so schädlich ist.

Regelmäßig berichten die Nachrichten darüber, wie zum Beispiel von einer alten Dame aus Kuba, die 110 Jahre alt geworden ist und ihr ganzes Leben lang Zigarren geraucht hat. Solche Geschichten geben Ihnen die Gewissheit, dass Sie nicht einfach irgendein ungebildeter Idiot sind, der sein Leben lang pafft.

Wenn Sie wirklich aufhören wollen zu rauchen, ist der erste Schritt dazu, dass Sie erkennen, wie Sie sich selbst aktiv belügen.

Stellen Sie doch Ihre Frage einmal anders. Fragen Sie nicht "Warum höre ich auf?", sondern "Warum rauche ich? "

Sie rauchen, weil Sie glauben, dass das Rauchen eine positive Funktion für Sie hat und dass Ihr Rauchen nur minimale (wenn überhaupt) Auswirkungen auf Ihre Zukunft hat. Sie müssen nicht nur wissen, sondern tatsächlich verstehen, welche Macht das Rauchen über ihr Leben hat.

TYPISCHE AUSREDEN UND IRRGLAUBEN

Der häufigste Irrglaube ist, dass Rauchen hilft, sich zu beruhigen. Verstehen Sie, dass das nicht stimmt - der Rauch beruhigt nur das Verlangen, das durch das Rauchen ausgelöst wurde. Ihr Rauchen nährt diesen Kreislauf des Elends, nichts anderes. Sie sind der Stier, der am Nasenring durch die Manege geführt wird. Es ist die Sucht, die ihr Leben kontrolliert.

Man wird krank auch ohne rauchen

Eine häufige Ausrede ist, dass jeder Lungenkrebs bekommen kann. Natürlich kann man auch als Nichtraucher Lungenkrebs bekommen. Es ist jedoch statistisch belegbar, dass es in neun von zehn Fällen Raucher sind, welche an Lungenkrebs erkranken. Zudem gibt es weitere tödliche Krankheiten, welche durch das Rauchen verursacht werden.

Rauchen kann eine chronische Erkrankung der Lunge und Atemwege verursachen. Viele kennen den typischen Raucherhusten. Die Atemwege sind hierbei verengt und die Lunge entzündet.

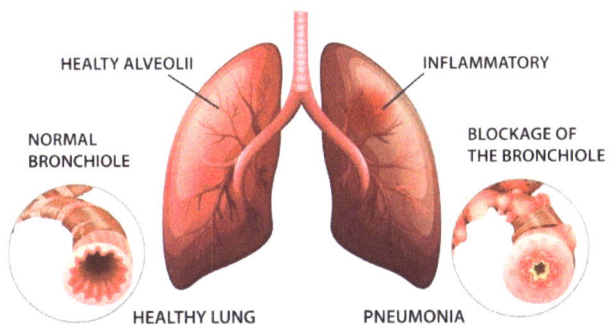

HEALTY ALVEOLII
INFLAMMATORY
NORMAL BRONCHIOLE
BLOCKAGE OF THE BRONCHIOLE
HEALTHY LUNG
PNEUMONIA

Eine weitere Raucherkrankheit ist das Lungenemphysem. Dabei werden Lungenbläschen zerstört und abgebaut woraufhin der Körper nicht mehr mit ausreichend Sauerstoff versorgt wird.

Raucher erleiden doppelt so oft einen Schlaganfall, wie Nichtraucher. Dabei bilden sich Gerinnsel in den Blutgefäßen im Gehirn. Das Gehirn wird nicht mehr mit genügend Sauerstoff und Blut versorgt, woraufhin ein Schlaganfall oder Hirninfarkt die Folge ist.

Geschieht die Verengung der Blutgefäße nicht im Gehirn, sondern in den Herzkranzgefäßen, spricht man von einem Herzinfarkt. Dies kann auch ein schleichender Prozess sein, bei dem das Herz durch fehlende Sauerstoffversorgung, nach und nach abstirbt.

Zudem können die meisten Krebsarten im Kehlkopf, der Atemwege oder der Mundhöhle auf das Rauchen zurückgeführt werden.

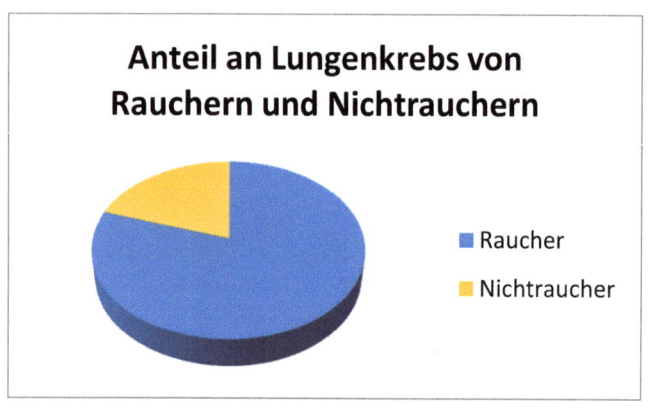

Anteil an Lungenkrebs von Rauchern und Nichtrauchern

■ Raucher

■ Nichtraucher

Rauchen beruhigt die Nerven und entspannt

Richtig ist, dass Rauchen das Nervensystem lähmt. Im Körper verursacht es dagegen Stress. Das Gefühl der Entspannung entsteht bei einem Raucher in dem Moment des Rauchens und einige Minuten danach. Ein Heroinsüchtiger fühlt sich ebenfalls unmittelbar nach seiner Dosis entspannt.

Der Trugschluss liegt darin, dass bei einem Raucher der Nikotinspiegel angehoben wird und das Gefühl der Entspannung damit auf das Niveau eines Nichtrauchers gebracht wird. Ein Raucher fühlt sich nach dem Tabakkonsum so, wie sich ein Nichtraucher immer fühlt. Das Stressgefühl würde ohne regelmäßigen Nikotinnachschub erst gar nicht aufkommen, da die Zigaretten selbst dieses Gefühl auslösen. Raucher unterliegen dem Trugschluss, dass die Zigaretten entspannen obwohl sie die Ursache für das Stressgefühl durch Entzugserscheinungen selber setzen.

Nach dem Konsum einer Zigarette gelangt Nikotin ins Gehirn, welches Glückshormone, wie Dopamin freisetzt. In dem Moment ist der Raucher entspannt, da die Entzugserscheinungen nahezu verschwinden. Jedoch fällt die Entspannungskurve rasch ab und nach 20 bis 30 Minuten entsteht erneut Verlangen nach Nikotin. Dies ist auch der Grund dafür, weshalb Zigarettenschachteln eine Packungsgröße von ungefähr 20 Zigaretten beinhalten.

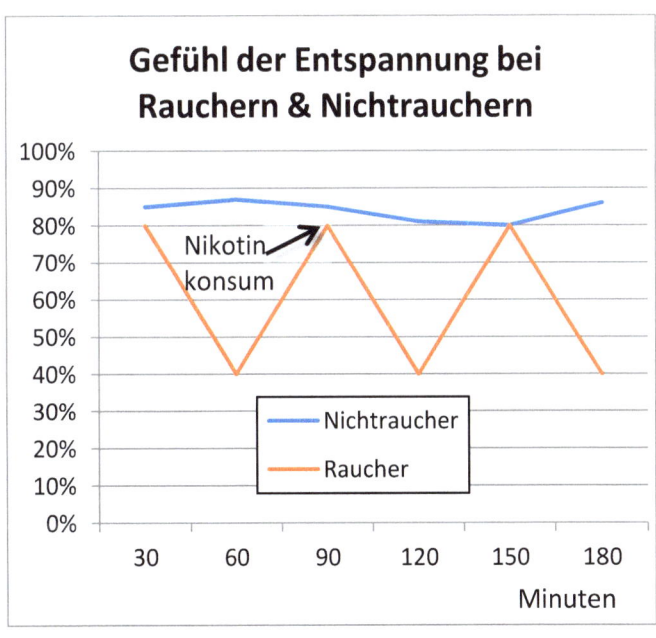

Abschreckende Bilder auf den Packungen haben keinen Nutzen

Laut einer Studie vom deutschen Krebsforschungszentrum aus dem Jahr 2009 sorgen abschreckende Bilder auf den Packungen für negative Gefühle bei Rauchern. Dadurch können die Bilder dazu führen, dass Raucher weniger zur Zigarette greifen oder komplett aufhören.

Light-Zigaretten sind weniger schädlich

Das Rauchen von Light-Zigaretten kann sogar schädlicher sein, als der Konsum herkömmlicher Zigaretten. Da in den Light-Produkten weniger Nikotin enthalten ist, beinhalten diese umso mehr gefährliche, chemische Substanzen. Außerdem inhalieren Raucher die Light-Zigaretten in der Regel stärker als normale Zigaretten um eine stärkere Dosis zu erhalten. Im Durchschnitt konsumieren sie auch mehr Zigaretten täglich. Zudem wurde bei Untersuchungen festgestellt, dass der Kohlenmonoxidanteil in der Ausatmungsluft keinen Unterschied zwischen Light-Zigaretten und herkömmlichen Zigaretten aufweist. Kohlenmonoxid ist übrigens nicht nur im Zigarettenqualm, sondern auch in Autoabgasen enthalten.

Wissenschaftler aus Ohio fanden heraus, das die Filter der Light-Zigaretten für einen Anstieg an Tumoren in der unteren Lungengegend verantwortlich sind. Die Filter dieser Light-Zigaretten haben kleine Lüftungslöcher. Diese bewirken, dass der Raucher den

Tabakrauch tiefer inhaliert. Durch den stärkeren Sog gelangen somit mehr Schadstoffe in die untere Lunge und begünstigen das Wachstum dieser Tumore.

Früher war auf Zigarettenpackungen der Aufdruck „Light" zu finden. Weil diese Bezeichnung berechtigterweise, irreführend ist, wurde sie von der EU verboten.

E-Zigaretten sind die gesündere Alternative

Im Gegensatz zu herkömmlichen Zigaretten wird bei E-Zigaretten und Tabakerhitzern nichts verbrannt. Deshalb ist ein häufiges Vorurteil, das E-Zigaretten nicht krebserregend und damit gesünder sind. Jedoch entstehen beim Verdampfen giftige Substanzen, wie Acetaldehyd und Formaldehyd. Diese Stoffe gelten ebenfalls als Krebserregend und schädigen die Atemwege, sowie die Schleimhäute. Werden die Flüssigkeiten, auch Liquids genannt, stark erhitzt, nimmt ein Raucher dadurch bis zu 14 mal mehr krebserregendes Formaldehyd auf, als durch den rauch herkömmlicher Zigaretten. Selbst in Liquids, welche kein Nikotin beinhalten, konnten Wissenschaftler im Blut von Menschen Genveränderungen nachweisen.

Ein Umstieg von einer herkömmlichen Zigarette auf eine E-Zigarette behebt den Kern der Sucht nicht. Umfassende Studien zu der Gesamtheit der Gesundheitsgefahren liegen derzeit nicht vor.

Das Suchtpotential ist ähnlich hoch, wie bei normalen Zigaretten, da dem Körper weiterhin die Droge Nikotin verabreicht wird. Erst eine Entwöhnung des Gehirns vom Nikotin führt langfristig zu einem rauchfreien und gesünderem Leben.

Ich rauche einfach etwas weniger am Tag

Der Gedanke, weniger Zigaretten am Tag zu rauchen, ist sehr naheliegend. Jedoch benötigen starke Raucher eine bestimmte Anzahl an Zigaretten pro Tag um ihren Nikotinspiegel im Körper aufrechtzuerhalten. Reduziert ein Raucher sein Konsum beispielsweise von 20 auf 5 Zigaretten täglich, befindet er sich den ganzen Tag über in einer Art Dauerentzug. Er fühlt sich durch den Entzug gestresst, kann sich schlechter konzentrieren und schenkt den „wenigen" Zigaretten am Tag viel mehr Beachtung als sie verdient hätten. Das führt in der Regel dazu, das der Raucher unbewusst die Nikotindosis an das alte Niveau angleicht und über kurz oder lang wieder 20 Zigaretten am Tag raucht.

Eine Reduzierung ist aus diesen Gründen nicht zu empfehlen, auch wenn dies häufig propagiert wird. Das Risiko, mit der Zeit wieder mehr zu rauchen ist zu hoch. Ratsamer ist es, dem Körper das Nikotin komplett zu entziehen und das Gehirn zu entwöhnen.

DAS PASSIERT NACH DEM RAUCHSTOPP

Stellen Sie sich vor, Sie möchten die Herrschaft über Ihren Körper und Ihre Gesundheit zurückbekommen, und Sie entschließen sich, mit dem Rauchen aufzuhören.

Die gute Nachricht ist, dass Ihr Körper sehr widerstandsfähig ist und sich normalerweise von den meisten Schäden erholen kann, würden Sie mit dem Rauchen aufhören.

Das passiert, wenn Sie mit dem Rauchen aufhören:

Sofort nach einer Zigarette beginnt der Körper mit der Reinigung (übrigens nach jeder Zigarette).

Während der ersten 1-2 Wochen, in denen sich Ihr Körper an die Abwesenheit von Gift gewöhnt, können Sie Irritationen, Angstzustände, Depressionen, Konzentrationsschwierigkeiten, Schlafstörungen, Husten, Halsschmerzen, Verstopfung oder Hunger als Begleiterscheinungen der Raucherentwöhnung feststellen. Diese werden auch als "Erholungseffekte" bezeichnet. Die meisten dieser Reaktionen verschwinden aber schon nach den ersten paar Tagen.

20 Minuten nach dem Rauchstopp: Ihre Herzfrequenz sinkt.

4 Stunden nach dem Rauchstopp: Der Nikotinspiegel im Blut sinkt spürbar, sodass der Raucher ein starkes Verlangen nach Nikotin verspürt.

12 Stunden nach dem Rauchstopp: Der Kohlenmonoxidspiegel in Ihrem Blut sinkt auf ein normales Niveau. (Kohlenmonoxid ist eines der Hauptgifte in Autoabgasen. Es hindert Ihre Blutzellen daran, Sauerstoff in den Rest Ihres Körpers zu transportieren).

1 Tag nach dem Rauchstopp: Entzugs-erscheinungen machen sich breit. Angehende Nichtraucher verspüren Reizbarkeit und Unruhe.

2 Tag nach dem Rauchstopp: Die Rückfallquote steigt am zweiten Tag an. Es kann zu Kopfschmerzen und erhöhtem Stresspegel kommen. Wichtig ist viel Bewegung und genügend zu trinken.

3. Tag nach dem Rauchstopp: Der körperliche Entzug und die damit verbundenen Entzugserscheinungen sind nahezu überwunden.

2 Wochen bis 3 Monate nach dem Rauchstopp: Ihr Herzinfarktrisiko beginnt zu sinken. Ihre Lungenfunktion beginnt sich zu verbessern.

1 bis 9 Monate nach dem Rauchstopp: Ihr Husten und Ihre Kurzatmigkeit nehmen ab.

1 Jahr nach dem Rauchstopp: Ihr zusätzliches Risiko einer koronaren Herzerkrankung ist nur noch halb so hoch wie das eines Rauchers.

5 Jahre nach dem Rauchstopp: Ihr Schlaganfallrisiko ist 5-15 Jahre nach dem Aufhören auf das eines Nichtrauchers gesunken.

10 Jahre nach dem Rauchstopp: Ihre Lungenkrebs-Todesrate ist etwa halb so hoch wie die eines Rauchers. Ihr Risiko für Krebserkrankungen von Mund, Rachen, Speiseröhre, Blase, Niere und Bauchspeicheldrüse sinkt.

15 Jahre nach dem Rauchstopp: Ihr Risiko für koronare Herzkrankheiten ist wieder auf das eines Nichtrauchers gesunken.

Aber auch wenn einige dieser Veränderungen erst nach einer langen Zeit spürbar werden, so werden sie doch auch kurzfristig feststellen, dass sie deutlich mehr Energie zurückgewinnen. Das liegt daran, dass Ihr Körper nicht mehr so viel reparieren und so viele Giftstoffe herausfiltern muss. Mehr Energie ist also einer der Vorteile der Raucherentwöhnung.

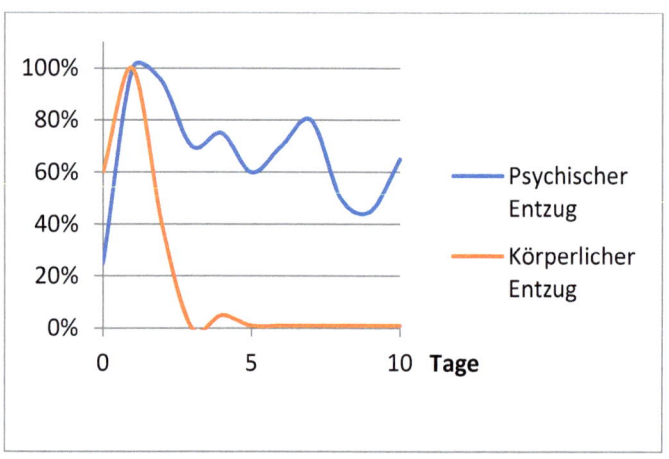

Wird Nikotin abgesetzt oder reduziert, nachdem es wiederholt und langanhaltend konsumiert wurde, kann es zu dem Nikotinentzugssyndrom kommen. Folgend sind Symptome und Anzeichen dafür aufgelistet. Lassen sich diese nicht auf eine körperliche Erkrankung zurückführen und es liegen keine psychischen Gründe vor, können es Anzeichen für ein Nikotinentzugssyndrom sein.

- *Depressive Stimmung*

- *Schlafstörung*

- *Reizbarkeit*

- *Nervosität oder Aggressivität*

- *Unruhe oder Besorgnis*

- *Verminderte Konzentrationsfähigkeit*

- *Verlangsamter Puls*

- *Gesteigerter Appetit oder Gewichtszunahme*

WIE SIE MIT DEM RAUCHEN ENDGÜLTIG AUFHÖREN KÖNNEN

Selbst so wichtige Argumente wie Gesundheit, Geld oder Familie reichen in den meisten Fällen nicht aus, eine Sucht zu besiegen. Was also ist der beste Weg, mit dem Rauchen aufzuhören?

Finden Sie heraus, was sie motiviert, rauchfrei zu leben. Ein berühmtes Sprichwort sagt: "Wenn dein warum stark genug ist, wirst du das wie herausfinden".

Derzeit gibt es Nikotinpflaster, Kaugummi, Sprays, Hypnose, "spezielle" Diäten, Tee, elektronische Zigaretten und so weiter. Versuchen Sie, nichts davon zu benutzen. Es wird Ihnen langfristig nicht helfen, ihre Sucht zu besiegen.

Gehen Sie ins Internet und geben Sie ein "mit dem Rauchen aufhören". Sie werden massenweise Webseiten finden, die Ihnen genau diese Dinge verkaufen wollen. Es geht möglicherweise gar nicht darum, ihnen wirklich behilflich zu sein, mit dem Rauchen aufzuhören. Vielmehr unterstützen Sie mit dem Kauf dieser Produkte möglicherweise nur einen Industriezweig.

Ihrer Abhängigkeit hilft das allerdings wenig. Denken sie nach: wenn sie statt einer Zigarette mit Nikotin nur noch ein Pflaster mit Nikotin benutzen, wie schaffen Sie dann den Suchtstoff aus ihrem Körper?

Entsteht bei Ihnen nach dem Rauchstopp das Verlangen nach einer Zigarette, dann sollten Sie am besten zu einer Flasche Wasser oder zuckerfreiem Tee greifen. So unterbinden Sie das kurzfristige Suchtverlangen, Hungergefühl und helfen Ihrem Körper zu entgiften. Insgesamt empfiehlt es sich mindestens zwei Liter Wasser pro Tag zu trinken. Vermeiden Sie kalorien- und zuckerhaltige Getränke, denn Sie entziehen dem Körper Flüssigkeit. Vielversprechend ist auch, nervösen Entzugserscheinungen mit beruhigenden Pflanzen entgegenzutreten. Hierbei kann Baldrian- Johanniskraut- oder Lavendeltee unterstützend wirken. Verzichten Sie auf übermäßigen Alkoholkonsum, da dies zu häufig zu leichtsinnigem Verhalten und Kontrollverlust über das eigene Bewusstsein führt.

Gehen Sie nicht das Risiko ein, unter Alkoholeinfluss eine unbedachte Zigarette zu rauchen. Eine einzige Zigarette nach dem Rauchstopp reicht aus um wieder in alte Verhaltensmuster zu verfallen und kann Ihren Rauchstopp zunichtemachen.

Lösen Sie Ihre Zigarettenverknüpfungen

Ihre Aufgabe besteht darin, alle Dinge, die Sie mit einer Zigarette verbinden in Ihrem Kopf davon zu lösen. Ersetzen Sie diese Verknüpfungen durch sinnvolle Gewohnheiten.

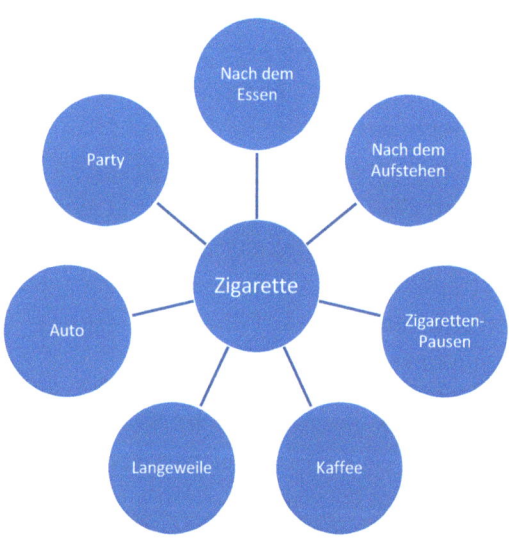

- Gehen Sie **nach dem Essen** eine Runde Spazieren anstatt zur Zigarette zu greifen. Dies fördert den Verdauungsprozess und steigert das Wohlbefinden.

- Anstatt morgens **nach dem Aufstehen** zur Zigarette zu greifen, trinken Sie ein Glas Wasser oder meditieren ein paar Minuten.

- Legen Ihre Arbeitskollegen eine **Zigarettenpause** ein, dann arbeiten Sie wenn Möglich weiter und steigern Sie somit Ihre Produktivität.

- Genießen Sie in Zukunft Ihren **Kaffee** ohne Zigarette. Durch den Rauchstopp erlangen Sie Ihren Geschmackssinn zurück und auch der Kaffee wird intensiver schmecken.

- Vertreiben Sie sich Ihre Zeit bei aufkommender **Langeweile** mit neuen Hobbys oder treiben Sie Sport. Machen Sie es sich zur Aufgabe, eine sinnvolle Beschäftigung gegen Langeweile zu suchen.

- Haben Sie sonst im **Auto** zur Zigarette gegriffen, dann kauen Sie in Zukunft einen zuckerfreien Kaugummi und hören Sie dabei Ihre Lieblingsmusik.

- Das Rauchen auf einer **Party** ist ein soziales Phänomen. Vermeiden Sie zu viel Alkohol und lassen Sie sich nicht auf den Gruppenzwang ein. Denken Sie daran, dass Sie ab sofort Nichtraucher sind und es bleiben wollen.

Mit jeder Zigarette, die Sie rauchen, setzen Sie Ihren Körper erheblichen Stress aus. Das Verlangen, welches Sie verspüren, bevor Sie die nächste Zigarette rauchen, entsteht dadurch, dass der Prozess der Selbstheilung begonnen hat.

Anders gesagt, Sie entfachen in Ihrem Körper einen Krieg. Nach der Zigarette schickt das Gehirn Botenstoffe, um mit der Reparatur der beschädigten Zellen zu beginnen.

Gleichzeitig wird das Gehirn informiert, dass wichtige Botenstoffe, nämlich das Nikotin, fehlen und nachgeordert werden müssen

Fragen Sie sich also zuerst, wie viel rauchen Sie, ohne den ganz bewussten Wunsch, dem Geschmack von Tabak nachzugehen? Oder anders formuliert: wie viel rauchen Sie unbewusst?

Die meisten Prozesse in ihrem Körper werden durch das Unterbewusstsein gesteuert. Was ist dabei die Aufgabe des Unterbewusstseins?

Stellen Sie sich einfach vor, Sie wachen morgens auf und möchten zum Frühstück eine Tasse Kaffee. Nehmen wir an, Sie haben sich in ihrem Leben schon häufiger einen Kaffee gekocht. Dann ist in Ihrem Unterbewusstsein der Vorgang des Kaffeekochens abgespeichert. Schließlich wollen Sie nicht jeden Morgen darüber nachdenken müssen, wie Sie einen

Kaffee kochen sollen. Es reicht, dass Sie Lust auf einen Kaffee haben. Die nötigen Abläufe dafür sind als bekannt gespeichert. Ähnlich verhält es sich mit dem Rauchen. Ihr Unterbewusstsein ist wie ein innerer Kapitän, der Ihr Schiff lenkt. Es hat Einfluss auf Ihre Gefühle und Gedanken und steuert alle automatisierten Handlungen. Es ist verantwortlich für Ihren beruflichen Erfolg, für Ihre Essgewohnheiten, Ihre privaten Beziehungen und auch dafür, wie gut oder schlecht Sie mit Stress umgehen können.

Allerdings ist das Unterbewusstsein kein starres Instrument, sondern es reagiert auf ständig wiederkehrende Handlungen oder äußere Einflüsse. Erinnern Sie sich einfach nur an den "Geschmack von Freiheit und Abenteuer", dann wissen Sie, was damit gemeint ist.

Das bedeutet, Sie können ihr Unterbewusstsein durch Handlung beeinflussen. Sigmund Freud hat als erster auf die Bedeutung des Unterbewusstseins hingewiesen. Von ihm stammt auch das Modell mit dem Eisberg. Die Spitze des Eisbergs, also das, was aus dem Wasser herausragt, symbolisiert den bewussten Teil. Alles, was sich unter der Oberfläche befindet, also der größte Teil des Eisberges, symbolisiert das Unterbewusstsein unseres Verstandes. Im Unterbewusstsein speichern wir unsere Erinnerungen, Gefühle und Gedanken.

Ihr Gehirn ist so aufgebaut, dass es Ihr Leben stärkt und reguliert.

Ihr Unterbewusstsein hat einen sogenannten homöostatischen Impuls, der Funktionen wie Körpertemperatur, Herzschlag und Atmung reguliert. Durch Ihr autonomes Nervensystem hält Ihr homöostatischer Impuls ein Gleichgewicht zwischen den Hunderten von Chemikalien in Ihren Milliarden von Zellen aufrecht, sodass Ihre gesamte physische Maschine die meiste Zeit in völliger Harmonie funktioniert.

Was viele Menschen jedoch nicht wissen, ist, dass das Gehirn nicht nur dazu da ist, das körperliche Selbst zu regulieren, sondern dass es dasselbe auch mit dem geistigen Selbst versucht. Ihr Verstand filtert ständig Informationen und Reize, die Ihre bereits bestehenden Überzeugungen bestätigen, und präsentiert Ihnen wiederkehrende Gedanken und Impulse, die das, was Sie in der Vergangenheit getan haben, nachahmen und widerspiegeln.

Es ist auch der Bereich, in dem Sie sich angewöhnen können, die Handlungen zu erwarten und routinemäßig zu suchen, die den größten Erfolg, das größte Glück, die größte Ganzheit oder Heilung in Ihrem Leben aufbauen und verstärken.

Wenn Sie zum Beispiel unbewusst daran glauben, dass Misserfolge nur Antworten sind, werden Sie immer wieder Kraft und neue Motivation finden, selbst wenn

Sie scheitern. Sehen Sie sich in ihrem Bekanntenkreis um. Die Menschen, die unbewusst davon überzeugt sind, dass sie liebenswürdig sind, gehen mit Abneigungen oder Kritik viel besser um als diejenigen, die ihr eigenes Licht immer unter den Scheffel stellen.

Ihr Unterbewusstsein kann also für Sie Freund oder Gegner sein. Es kann Sie bei Ihrem Vorhaben unterstützen, Ziele zu erreichen und mehr Erfolg zu haben. Es ist aber genauso möglich, dass es sie blockiert und von ihrem Erfolg fernhält.

Wichtig ist, zu wissen: Wir sind in der Lage, unser Unterbewusstsein zu beeinflussen.

Sie können es so programmieren, dass es zu Ihrem Verbündeten wird und Sie bei allem, was Sie sich vornehmen, unterstützt. Ihr Unterbewusstsein ist der gute Freund, der Ihnen auf die Schulter klopft, Sie aufmuntert und sagt: "Los komm, wir schaffen das schon".

Tipps für eine bessere Motivation

Legen Sie ein Datum fest, zu dem Sie mit dem Rauchen aufhören wollen.

Schreiben Sie die Dinge auf, die Sie am Rauchen stören, und notieren Sie auch die Vorteile des Rauchstopps. Tragen Sie sie als Erinnerung bei sich.

Schreiben Sie Ihre Ausreden für das Rauchen auf und schreiben Sie dann auf, warum sie nicht wahr sind.

Achten Sie auf die Aktivitäten, die Sie mit dem Rauchen in Verbindung bringen, und schreiben Sie auf, wie Sie Ihre Routine unterbrechen werden, damit Sie nicht ausgelöst werden.

Entfernen Sie zu Ihrem festgelegten Datum sämtlichen Tabak aus Ihrem Haus, Ihrem Auto und von allen anderen Orten, an denen Sie ihn aufbewahren. Ersetzen Sie ihn nicht und "leihen" Sie ihn nicht von anderen Leuten.

Bestimmen Sie rauchfreie Zonen wie Ihr Auto, Ihr Haus usw. auch für Ihr Umfeld. Vergrößern Sie diese, bis Ihre Welt für Sie rauchfrei ist.

Wenn sie trotz ihrer guten Vorsätze eine Zigarette rauchen, hören sie wieder auf. Fühlen Sie sich nicht als Verlierer, nur weil Sie ihrer Sucht nachgegeben haben. Diese Nebenwirkungen der Raucherentwöhnung werden mit der Zeit abklingen - meistens nach einer Woche bis zu einem Monat. In der Regel sind sogar durchschnittlich sieben Versuche nötig, um mit dem Rauchen ganz aufzuhören. Holen Sie sich Unterstützung von Freunden und Familie, um mit dem Rauchen aufzuhören und dabei zu bleiben. Belohnen Sie sich selbst, wenn Sie nicht rauchen. Ihr Verstand hat mit jeder Zigarette eine falsche Belohnung erhalten. Geben Sie sich stattdessen eine echte Belohnung.

Suchen Sie nach besseren Wegen, um mit Stress, Angst und starken Emotionen umzugehen. Tiefes Atmen und Bewegung sind gut.

Schulen Sie Ihren Verstand - er ist Ihr Verbündeter

Bemühen wir noch einmal das Internet. Wenn Sie sich zu dem Thema "Das Unterbewusstsein programmieren" umsehen, werden Sie häufig auf die Kraft der positiven Affirmationen aufmerksam gemacht. Affirmationen sind positive Aussagen, die Ihnen helfen können, sich selbst sabotierende und negative Gedanken herauszufordern und zu überwinden. Wenn Sie sie oft wiederholen und an sie glauben, können Sie anfangen, positive Veränderungen zu bewirken.

Sie könnten Affirmationen für unrealistisches "Wunschdenken" halten. Aber betrachten Sie positive Affirmationen einmal so: Viele von uns machen wiederholte Übungen, um ihre körperliche Gesundheit zu verbessern, und Affirmationen sind wie Übungen für unseren Geist und unsere Einstellung. Diese positiven mentalen Wiederholungen können unsere Denkmuster neu programmieren, sodass wir mit der Zeit beginnen, anders zu denken - und zu handeln.

Es gibt zum Beispiel Hinweise darauf, dass Affirmationen Ihnen helfen können, bei der Arbeit bessere Leistungen zu erbringen. Forschern zufolge können Sie Ihre Nerven beruhigen, Ihr Selbstvertrauen stärken und Ihre Chancen auf ein erfolgreiches Ergebnis erhöhen, wenn Sie sich vor einer unter hohem Druck stehenden Besprechung - z. B. einer Leistungsbeurteilung - ein paar Minuten lang Ihre besten Eigenschaften vor Augen führen.

Selbstbestätigung kann auch dazu beitragen, die Auswirkungen von Stress zu mildern. In einer Studie steigerte eine kurze Affirmationsübung die Problemlösungsfähigkeiten von chronisch gestressten Probanden auf das gleiche Niveau wie bei Personen mit geringem Stress.

Darüber hinaus wurden Affirmationen zur erfolgreichen Behandlung von Menschen mit geringem Selbstwertgefühl, Depressionen und anderen psychischen Erkrankungen eingesetzt.

Und es hat sich gezeigt, dass sie die Bereiche in unserem Gehirn stimulieren, die uns eher dazu bringen, positive Veränderungen in Bezug auf unsere Gesundheit herbeizuführen.

Lassen Sie Ihr Unterbewusstsein für sich arbeiten

Bis zu ihrem 18. Lebensjahr haben sich ca. 100.000 unterschiedliche Glaubenssätze in Ihrem Unterbewusstsein fest verankert. Durch diese Verankerungen beeinflusst es ihr Leben. Wenn Sie als Kind von Ihren Eltern ermutigt wurden, möglichst viele Dinge auszuprobieren, werden Sie später als

Erwachsener wenige Probleme haben, neue, bis dahin unbekannte Wege zu gehen. Es kann aber auch sein, dass Sie öfter gehört haben "das kannst du nicht, dafür bist du noch zu klein".

Ein geflügelter Satz ist auch "Geld verdirbt den Charakter", oder "um viel Geld zu verdienen, muss man über Leichen gehen". Die Chance, dadurch unbewusst Geld mit etwas Schlechtem zu verbinden, ist hoch. Da das Unterbewusstsein seine Aufgabe darin sieht, Sie zu schützen, werden Sie sehr wahrscheinlich bei dem Versuch, erfolgreich zu sein, sabotiert.

Durch den negativen Zusammenhang wird alles, was nur oft genug wiederholt wird, als etwas Schlechtes im Unterbewusstsein verankert.

Wie funktioniert diese Verankerung? Stellen Sie sich einmal folgendes vor: in einem Haus lebt eine ganz normale Familie, also Vater, Mutter und Kind. Hinter dem Haus befindet sich ein Gebüsch. Auf der anderen Seite des Gebüsches steht ebenfalls ein Haus. Auch in diesem Haus lebt eine ganz normale Familie, also ebenfalls Vater, Mutter und Kind. Da die beiden Kinder zusammen zur Schule gehen, beginnen sie auch irgendwann, sich zum Spielen zu treffen. Und weil es lästig ist, immer um dieses Gebüsch herumzulaufen, geht eines der Kinder einfach mitten durch. Irgendwann folgt auch das andere Kind diesem Pfad. Mit der Zeit bildet sich aus diesem Pfad ein Weg.

Da diese beiden Kinder mittlerweile sehr gute Freunde geworden sind, beginnen auch die Eltern, sich zu treffen. Sie verabreden sich zum gemeinsamen Grillen, oder auch nur auf eine schnelle Tasse Tee. Dafür benutzen sie diesen Weg, der dadurch wieder ein wenig breiter wird.

Wie es mit den beiden Familien weitergeht, will Ihnen diese Geschichte nicht erzählen. In dieser Geschichte geht es um den Weg. Denn so wie dieser Weg entstanden ist und sich weiter ausbaut, funktioniert die Verankerung in Ihrem Unterbewusstsein.

Das bedeutet, jede wiederkehrende Handlung und jeder sich wiederholende Gedanke verankert sich irgendwann im Unterbewusstsein und beeinflusst ihr weiteres Leben.

Ob Sie sich ihre Schuhe binden oder mit dem Auto fahren, der ganze Tag ist vollgestopft mit automatisierten Handlungen.

Häufig ist es uns gar nicht so bewusst, aber am meisten beeinflusst das, woran wir glauben, unsere Werte und Entscheidungen, unser Umfeld. Die Entwicklung Ihrer Persönlichkeit orientiert sich an den Menschen, mit denen Sie die meiste Zeit verbringen. Man kann sagen, Sie sind somit der Querschnitt dieser Menschen. Was auch immer Sie in Ihrem Leben erreichen möchten, ist auch abhängig von Ihrem Umfeld.

Dazu gehören natürlich nicht nur die Menschen, sondern auch ihre Lebenssituation. Wenn Sie abnehmen möchten, sollten Sie die Schokolade nicht in ihrem Schrank horten.

Wenn Sie mit dem Rauchen aufhören möchten, sorgen Sie dafür, dass keine Zigaretten und möglichst wenige Raucher in Ihrer Nähe sind.

Machen Sie es wie "disziplinierte Menschen". Studien haben gezeigt, dass solche Menschen nicht über eine besondere Willenskraft verfügen, sondern lediglich besser in der Lage sind, Situationen aus dem Weg zu gehen, in denen sie ihre Willenskraft benötigen würden. Sie wählen also lediglich ihr Umfeld sorgfältiger nach ihren Entscheidungen aus. Wenn Sie also Ihr Unterbewusstsein programmieren möchten, schaffen Sie sich das dazu passende Umfeld.

BEGINNEN SIE MIT IHREM PLAN

Der erste Schritt zu massiven Veränderungen in Ihrem Leben besteht nicht darin, daran zu glauben, dass es möglich ist, sondern darin, dass Sie bereit sind zu sehen, ob es möglich ist. Seien Sie also bereit, die unveränderliche Veränderung zu sehen. Es gibt fast nichts, was sie so stark von ihren Zielen abhalten kann, wie der eigene Glaube. Gemeint sind damit Ihre Selbstzweifel. In dem Zusammenhang wird oft empfohlen, "einfach mal an sich selbst zu glauben" oder "geradeaus auf das Ziel zuzugehen und dabei alle Zweifel zu beseitigen". Das sind sicherlich alles gute Ratschläge, sie werden Ihnen aber nicht helfen.

In einer Studie aus dem Jahr 2009 wurde nachgewiesen, dass Ihr Unterbewusstsein negative Glaubenssätze viel schneller aufnimmt als positive. Wundern Sie sich also nicht, wenn Ihre Selbstzweifel größer sind als Ihr Glaube an sich selbst. In den meisten Fällen können Sie sogar davon ausgehen, dass, wenn Sie eine neue Herausforderung planen, Sie vermutlich nicht völlig überzeugt sein werden, dieses auf Anhieb zu schaffen. Schließlich können Sie nicht so einfach und von jetzt auf gleich an sich glauben, wenn Ihnen das vorher schon nicht leicht gefallen ist.

Ihr Unterbewusstsein hat sich über lange Jahre mit Erfahrungen, unterschiedlichen Glaubenssätzen und Gedanken angesammelt. Es ist schwer vorstellbar, dass es plötzlich und mit nur einem Tastenklick umprogrammiert werden kann.

Eine schlechte Vorbereitung auf das Ziel, nicht mehr zu rauchen, kann daher einer der Gründe sein, warum so viele mit diesem Vorhaben scheitern.

Es wird Ihnen nicht gelingen, von einem völligen Skeptiker zu einem überzeugten Gläubigen zu werden. Der Schritt dazwischen besteht einfach darin, offen zu sein für das, was möglich sein könnte.

Es geht also nicht darum "einfach mal an sich selbst zu glauben", sondern mit einer möglichst einfachen Frage zu beginnen. Das könnte zum Beispiel sein: "Was passiert, wenn es klappt? Wie fühlt sich das an, wenn ich Erfolg habe?"

Um mit einer Veränderung zu beginnen, ist es nicht nötig, völlig überzeugt zu sein, dass es klappen wird. Es genügt völlig, wenn Sie den Erfolg nicht ausschließen. In der Regel denken Menschen zuerst die negativen Dinge wie: "Was ist, wenn es nicht klappt? Ich habe so etwas noch nie gemacht" oder "Es gibt so viel, was schiefgehen kann". Erinnern Sie sich an die Studie aus 2009. Negativ zu denken fällt einfach leichter. Und all diese Zweifel haben sicherlich auch ihren ihre Berechtigung. Doch jede Medaille hat nun einmal zwei Seiten.

Die zweite Seite könnten Fragen sein wie: "Was, wenn ich Erfolg habe?" "Ich habe das zwar noch nie gemacht, aber was, wenn ich feststelle, dass ich richtig gut darin bin? "

Wenn sie etwas nicht kategorisch ausschließen, erlaubt es Ihnen, es auszuprobieren. Sie können auf diese Weise neue Erfahrungen sammeln und daran wachsen. Indem Sie bereit sind, offen zu sein, wird es Ihnen leichter fallen, Ihr Unterbewusstsein bewusst zu programmieren.

Wenn sie sich der Chance öffnen sind Sie bereit zu sehen, ob es möglich ist. Das ist es, was Veränderungen in ihrem Leben zulässt.

Die SMART-Methode

Mit Hilfe der SMART-Methode wird Ihr Ziel Nichtraucher zu werden klarer und konkreter. Sie verhilft Ihnen den Weg zum Nichtraucher zu formulieren und somit den Rauchstopp sinnvoll zu planen.

Formulieren Sie Ihr Nichtraucherziel schriftlich wie folgt:

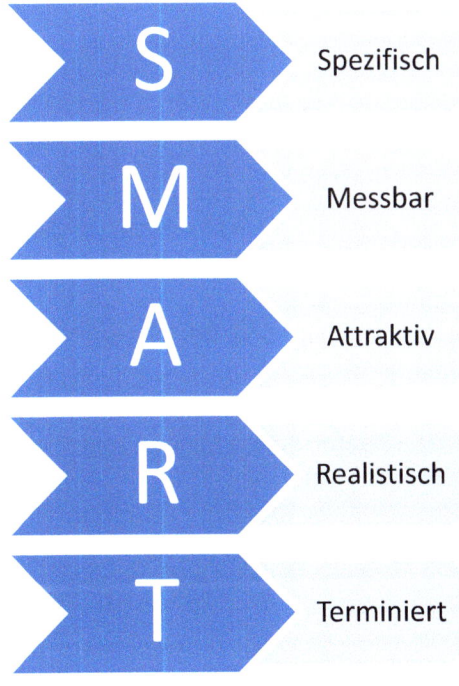

Spezifisch: Formulieren Sie Ihr Ziel Nichtraucher zu werden ganz konkret und so präzise wie möglich.

Messbar: Ein messbarer Erfolg ist es, keine Zigarette in diesem Leben mehr in die Hand zu nehmen.

Attraktiv: Denken Sie an die gesundheitlichen, sowie finanziellen Vorteile, die der Rauchstopp mit sich bringt.

Realistisch: Das Ziel muss erreichbar und realistisch sein. Haben Sie beispielsweise noch Zigaretten zuhause, wird dies Ihr Vorhaben erschweren.

Terminiert: Legen Sie für Ihren Start in ein rauchfreies Leben ein genaues Datum mit Uhrzeit fest.

Beispielsweise könnte Ihr Ziel folgendermaßen formuliert sein:

„Am 01.01. um 12 Uhr nehme ich nie wieder eine Zigarette in meine Hand. Auch E-Zigaretten, Tabakverdampfer, Nikotinpflaster und Nikotinkaugummis verbanne ich aus meinem Leben. Um meiner Gesundheit und der Gesundheit meiner Mitmenschen nicht weiter zu schaden höre ich mit dem Rauchen für immer auf. Dazu verbanne ich bis zum 01.01. alle Zigaretten aus meiner Umgebung.“

Anstatt die alte Leier wiederzukäuen, dass Sie schon glücklich sein wären, wenn Sie nur eine Schachtel am Tag rauchen statt zwei, arbeiten Sie daran, den inneren Monolog zu ändern: "Ich erlaube meinem Leben, gut in dem zu sein, was ich mache."

Geben Sie sich selbst die Erlaubnis, erfolgreich zu sein, ohne sich deswegen schuldig zu fühlen. Wenn Sie unterbewusst den Eindruck haben, dass Erfolg amoralisch oder korrupt ist, werden Sie natürlich nicht das tun, was Sie tun müssen, um das Leben zu leben, das Sie leben wollen. Geben Sie sich stattdessen die Erlaubnis, ein ganzheitliches, zufriedenes, gesundes, geerdetes und sinnvolles Leben zu führen.

Lassen Sie nicht zu, dass die Ängste anderer Menschen Schatten des Zweifels werfen.

Die Art und Weise, wie die Menschen auf die Nachricht von Ihrem Erfolg, nicht mehr zu rauchen, reagieren, wird Ihnen zeigen, ob Ihr Umfeld auch für Ihre Veränderung geeignet ist.

Wenn Sie zum Beispiel Ihre Verlobung bekannt geben, werden Menschen, die in glücklichen Ehen leben, sich für Sie freuen. Menschen, die in unglücklichen Ehen leben, werden Sie warnen, dass es schwierig ist und dass Sie Ihre verbleibende Zeit als "Single" genießen sollten. Sie können dieses Beispiel auf jede beliebige Situation übertragen, und natürlich auch auf das Rauchen. Der Punkt ist, dass die Ängste anderer Menschen Projektionen ihrer eigenen Situation sind. Diese Projektionen haben aber nichts mit dem zu tun, wozu Sie fähig sind oder nicht.

Umgeben Sie sich mit positiver Verstärkung

Pflegen Sie Ihre Motivation zur Raucherentwöhnung. Steigern Sie Ihr Verlangen nach der neuen Situation. Denken Sie an all die Vorteile, die Sie haben, wenn Sie das Rauchen aufgeben.

Verringern Sie Ihre Hindernisse für die Veränderung. Kümmern Sie sich darum, was Sie daran hindert, weiterzumachen.

Werden Sie sich über die Nachteile klarer, wenn Sie bleiben, wo Sie sind. Machen Sie sich klar, dass Sie nicht bleiben können, wo Sie sind; die Dinge werden sich verschlechtern, wenn Sie so weitermachen wie bisher.

Finden Sie Wege, um die Vorteile Ihrer derzeitigen Situation durch etwas zu ersetzen, das Ihnen hilft, sich in Ihrer neuen Situation genauso gut oder besser zu fühlen.

Sprechen Sie über Ihren Erfolg als eine gegenwärtige Tatsache, nicht als einen Zukunftsplan

Obwohl Sie Dinge wie "Ich fahre ein Cabrio" oder "Ich bin ein CEO" nicht sagen sollten, wenn sie nicht der Wahrheit entsprechen, sollten Sie anfangen, über das zu sprechen, was Sie vom Leben wollen, nicht in dem Kontext, dass Sie es eines Tages verfolgen werden, sondern dass Sie es bereits leben.

Anstatt zu sagen: "Ich hoffe, nicht mehr zu rauchen", sagen Sie: "Ich überlege, jetzt nicht zu rauchen." Anstatt zu denken: "Ich werde glücklich sein, wenn ich geschafft habe, nicht mehr zu rauchen", denken Sie: "Ich bin absolut in der Lage, jetzt nicht zu rauchen."

Schaffen Sie einen Raum für Visionen

Sich vorstellen zu können, was Sie sich von Ihrem Leben wünschen, ist für die Umsetzung absolut unerlässlich, denn wenn Sie nicht wissen, wohin Sie wollen, wissen Sie auch nicht, in welche Richtung Sie zuerst abbiegen müssen.

Sobald Sie ein kristallklares Bild davon haben, was Sie wollen und wie Sie leben wollen, können Sie damit beginnen, es umzusetzen und zu erschaffen. Wenn Sie noch unklar oder hin- und hergerissen sind zwischen dem, was Sie wollen, werden Sie nicht in der Lage sein, etwas wirklich Sinnvolles zu tun.

Ein Plan wird Ihnen helfen. Er hilft Ihnen nicht nur dabei, sich Gedanken darüber zu machen, welche Veränderungen Sie vornehmen müssen, um erfolgreich mit dem Rauchen aufzuhören.

Verfolgen Sie Ihre Auslöser drei Tage lang jedes Mal, wenn Sie eine Zigarette rauchen, und achten Sie darauf, was Sie kurz zuvor getan haben oder was passiert ist und wie stark Sie danach verlangt haben. Am Ende dieses Prozesses sollten Sie eine klare Vorstellung davon haben, was der Auslöser für Ihr Rauchen ist. Handelt es sich um den Aufenthalt an einem bestimmten Ort? Betrifft es ein spezielles Gefühl? Geht es um etwas, das Sie essen oder trinken? Ist es das Zusammensein mit anderen Menschen? Betrifft es eine bestimmte Tätigkeit?

Die Assoziation des Rauchens mit diesen Auslösern war ein Lernprozess. Sie von den Auslösern zu trennen, ist ebenfalls ein Lernprozess.

Ein Vorschlag wäre, dass Sie damit beginnen, erst ein paar Minuten, nachdem Sie rauchen wollen, zu rauchen. Verlängern Sie diese Zeit schrittweise. Auf diese Weise lernen Sie, den Auslöser vom Rauchen zu trennen - denn das sind wirklich zwei verschiedene Dinge.

Vielleicht möchten Sie jetzt sofort mit dem Rauchen aufhören, anstatt es hinauszuzögern. Aber wenn das Aufschieben funktioniert und das plötzliche Aufhören nicht, was ist dann besser?

Entwickeln Sie also Ihre Strategie. Die Auslöser für ihr Rauchverhalten haben sie bereits ermittelt. In den meisten Fällen werden die auch weiterhin vorhanden sein. Bestimmte Auslöser für Essen und Trinken können Sie vorübergehend loswerden. Wenn Ihnen das möglich ist, sollten Sie das auch tun.

Aber Ihr nerviger Chef wird Sie nerven, ob Sie nun rauchen oder nicht, und Sie brauchen eine Strategie, um damit umzugehen. (Eine Strategie, die nicht mit dem Rauchen zu tun hat.)

Ermutigen Sie Ihren Geist, eigene Strategien zu entwickeln. Aber besonders für Stress gibt es einige großartige Strategien, die wirklich einfach sind.

Die meisten Menschen, die nach dem Aufhören mit dem Rauchen wieder anfangen, tun dies in einer Zeit des Stresses, weil sie keine andere Strategie gefunden haben, die besser funktioniert als das Rauchen.

Es gibt keinen stressfreien Weg durchs Leben. Aber es gibt durchaus so etwas wie zu viel Stress, und das erleben nur allzu viele Menschen.

Um mit Stress leichter fertig zu werden, gibt es sehr einfache Übungen:

1. Übung

Setzen Sie sich an einen Ort, an dem Sie nicht gestört oder abgelenkt werden, an dem Sie sich wohlfühlen und entspannen können (vorzugsweise an einem Ort, an dem Sie normalerweise nicht rauchen - und rauchen Sie natürlich nicht während der Übung).

Schließen Sie die Augen und entspannen Sie Ihren Körper sanft. Denken Sie an einen schönen sonnigen Tag und einen schönen blauen Himmel über Ihnen, oder an etwas anderes, das Ihnen hilft, friedlich und entspannt zu sein. Denken Sie nun an eine Erinnerung, an eine Zeit, in der Sie wirklich einfallsreich waren, in der Sie das Gefühl hatten, die Kontrolle zu haben, vielleicht, als Sie gerade etwas erreicht hatten, auf das Sie stolz waren. Machen Sie diese Erinnerung so lebendig wie möglich - hören Sie, was Sie gehört haben, sehen Sie, was Sie gesehen haben, fühlen Sie, was Sie gefühlt haben, füllen Sie Ihre fünf Sinne damit. Drehen Sie die Lautstärke Ihrer Erinnerung voll auf.

Drücken Sie sanft Ihren Daumen gegen einen Ihrer Finger (einen beliebigen) und verbinden Sie diese Berührung mit diesem guten, positiven Gefühl. Lassen Sie die Erinnerung und den Fingerdruck los. Vielleicht müssen Sie das ein paar Mal üben, aber es gibt Ihnen eine Möglichkeit, dieses gute, starke, einfallsreiche Gefühl abzurufen, wann immer Sie es brauchen, indem Sie einfach Ihren Daumen und Ihren Finger zusammendrücken.

2. Übung

Die Entspannungsreaktion ist eine Technik, die für eine Veränderung in der Arbeitsweise von Körper und Gehirn verwendet wird. Man kann entweder angespannt sein, mit einem Körper, der bereit ist zu kämpfen oder wegzulaufen, oder man kann entspannt sein, mit einem Körper, der daran arbeitet, sich selbst zu reparieren und zu heilen und all die anderen wichtigen Aufgaben des Alltags zu erledigen. Man kann nicht beides auf einmal haben. Es ist auch leicht genug, in den Entspannungsmodus umzuschalten.

Wählen Sie ein Wort oder eine kurze Phrase als Fokus. Wenn Sie religiöse oder spirituelle Überzeugungen haben, können Sie einen Namen, ein Wort oder einen Satz verwenden, der mit diesen Überzeugungen verbunden ist; wenn nicht, wählen Sie ein Wort, das für Sie wichtige Werte widerspiegelt, wie "Frieden" oder "Mitgefühl".

Suchen Sie sich einen ruhigen Ort und setzen Sie sich bequem hin. Schließen Sie die Augen.

Entspannen Sie allmählich Ihre Muskeln, entweder von Kopf zu Fuß oder von Fuß zu Kopf. Lassen Sie Ihre Muskeln sich entspannen, versuchen Sie nicht, sie zu entspannen". Werden Sie sich ihrer Anspannung bewusst und erlauben Sie dieser Anspannung, sich zu lösen, als würde sie auslaufen, zu einem Nebel werden und verdunsten.

Atmen Sie langsam und tief, aber ohne zu forcieren, und sagen Sie bei jedem Ausatmen Ihr Fokuswort oder Ihren Satz leise zu sich selbst. Konzentrieren Sie sich auf das Gefühl des Atems, der unterhalb des Nabels ein- und ausströmt, so als würden Sie durch deinen Nabel atmen.

Es werden Ihnen Gedanken in den Sinn kommen. Lassen Sie sie vorbeiziehen.

Wenn Sie feststellen, dass Sie sich von Ihrer Wiederholung entfernt haben, lassen Sie die Gedanken sanft los und konzentrieren sich wieder auf den nächsten Atemzug.

Verwenden Sie einen Timer, der Ihnen nach 10 bis 20 Minuten ein Signal gibt. Wenn der Timer abläuft, lassen Sie andere Gedanken allmählich für eine Minute oder so zurückkehren, öffnen Sie dann Ihre Augen und sitzen Sie eine weitere Minute, bevor Sie aufstehen. Üben Sie ein- bis zweimal täglich. Gute Zeiten sind vor dem Frühstück und vor dem Abendessen, aber jede Zeit ist in Ordnung.

Eine weitere großartige Strategie zur Stressbewältigung, für die Gesundheit, die persönliche Entwicklung, das Stimmungsmanagement und für so ziemlich alles ist Bewegung. Es gibt noch nicht viele Studien zum Thema Bewegung und Sucht, aber die vorhandenen Untersuchungen deuten darauf hin, dass Bewegung ein wirksames Mittel ist, um mit dem Rauchen endgültig aufzuhören. Hierfür gibt es einige Gründe:

- Bewegung trägt dazu bei, Ihre Gehirnchemie zu normalisieren und Ihre Stimmungen auszugleichen. Sie werden sich im Durchschnitt besser fühlen und die Zigaretten nicht so sehr vermissen.

- Bewegung fördert eine gute Atmung. Ein Teil des Effekts, den eine Zigarette auslöst, ist darauf zurückzuführen, dass Sie den Sauerstoff tief in Ihre Lungen saugen. Tiefes Atmen ist eine gute Strategie, um den Heißhunger zu vertreiben.

- Bewegung ist gut für Ihren Körper. Es belastet Ihren Körper nur ein wenig, genug, um ihn zum Wachstum und zur Stärkung anzuregen, aber nicht genug, um ihm zu schaden (wenn Sie die richtige Übung in der richtigen Intensität machen). Dies kann Ihrem Körper helfen, sich von den negativen gesundheitlichen Auswirkungen des Rauchens zu erholen.

- Bewegung ist eine gute Ablenkung. Vor allem in der Anfangsphase der Rauchentwöhnung ist Bewegung eine gute Möglichkeit, Ihren Geist und Körper von Heißhungerattacken und anderen Entzugserscheinungen abzulenken.

- Bewegung gibt Ihnen eine bessere Belohnung. Nikotin täuscht die Lust- und Belohnungsmechanismen Ihres Gehirns, aber Bewegung stimuliert auch diese und ersetzt eine falsche Belohnung durch eine echte. Außerdem gibt Ihnen der Erfolg bei einer Herausforderung das Selbstvertrauen, eine andere zu meistern. Ihr Ziel, mit dem Rauchen aufzuhören, und Ihr Trainingsziel können sich gegenseitig unterstützen. Sprechen Sie mit Ihrem Arzt, bevor Sie mehr als leichte Übungen machen. (Der Arzt wird Ihnen wahrscheinlich nicht davon abraten, aber vielleicht hat er Vorschläge, welche Art von Bewegung am besten geeignet ist).

Vielleicht besprechen Sie sich mit einem örtlichen Fitnessstudio, einem Personal-Trainer oder Gesundheitscoach über Ihre Ziele und einen Plan, wie Sie diese erreichen können.

Wenn unser Unterbewusstsein uns davon abhält, etwas zu verfolgen, das wir möchten, dann liegt das daran, dass wir eine widersprüchliche Überzeugung darüber haben.

Um Ihren Widerstand zu erkennen, stellen Sie sich selbst infrage. Fragen Sie sich, warum Sie sich besser fühlen, wenn Sie Ihren Plan, mit dem Rauchen aufzuhören, hinauszögern, oder warum das, was Sie wirklich wollen, Sie in eine Lage bringen könnte, in der Sie sich verletzlicher fühlen. Finden Sie einen Weg, Ihre Bedürfnisse zu befriedigen.

Lernen Sie, mit Ihrem Unterbewusstsein zu arbeiten und es zu beeinflussen.

Das Phänomenale am Unterbewusstsein ist, obwohl es nicht real existiert, ist es maßgeblich an allen Ihren Handlungen und Entscheidungen beteiligt. Allerdings sind ihre Entscheidungen wiederum maßgeblich für das Handeln des Unterbewusstseins. Alles, was Sie jetzt tun und denken, formt für die Zukunft die Glaubenssätze in ihrem Unterbewusstsein.

Wenn Sie ständig zurückhaltend und ängstlich handeln, wird Ihr Unterbewusstsein auf Angst und Zurückhaltung programmiert. Beginnen Sie, regelmäßig Sport in ihren Tagesablauf einzubeziehen, wird es auf Sport programmiert.

Beschließen Sie also, künftig als Nichtraucher durchs Leben zu gehen, werden Sie Ihr Unterbewusstsein auf nicht zu rauchen programmieren.

Führen Sie ein Dankbarkeitstagebuch.

Der beste Weg, sich auf das "Haben" statt auf das "Wollen" einzustellen, ist, mit einer Dankbarkeitsübung zu beginnen. Indem Sie sich für das bedanken, was Sie haben, ändern Sie Ihre Einstellung von dem Wunsch nach Veränderung und zu dem Gefühl, mit dem, was Sie erreicht haben, zufrieden zu sein. Verwechseln Sie jetzt Reichtum nicht mit Finanzen. Denn nichts zieht Reichtum so sehr an, wie Dankbarkeit. Es gibt ein Sprichwort, das besagt, dass man, sobald man glaubt, genug zu haben, offen dafür ist, mehr und mehr und mehr zu bekommen. Zeigen Sie sich dankbar dafür, dass es ihnen gelingt, mit dem Rauchen aufzuhören. Sie werden überrascht sein, wie gut Ihnen das hilft.

Denken Sie daran: So etwas wie eine Zigarette gibt es nicht. Eine ist zu viel und tausend sind nicht genug. Wenn Sie wieder mit dem Rauchen anfangen, vor allem innerhalb von ein paar Jahren, reaktivieren Sie alle Teile Ihres Gehirns, die gerne Nikotin bekommen, und diese werden wieder die Kontrolle über Sie übernehmen. Das wollen Sie zwar nicht, es kann aber passieren. Mit dem Rauchen wieder anzufangen, ist kein Versagen. Es ist eine Rückmeldung. Es zeigt Ihnen, dass es noch etwas gibt, das Sie in Ordnung bringen müssen, um Ihr Ziel, rauchfrei zu werden, zu erreichen. Lernen Sie daraus. Fangen Sie an, um das zu bitten, was Sie wollen, auch wenn Sie damit rechnen müssen, dass es nicht auf Anhieb funktioniert.

Wenn es Ihr Ziel ist, mit dem Rauchen aufzuhören, dann beginnen Sie auch damit. Jeder, der anfängt, um mit dem Rauchen aufzuhören, hat zwei Meinungen zum Aufhören. Das ist bekannt. Ambivalenz ist eigentlich eine gute Sache. Sie zeigt, dass man über beide Seiten des Problems nachdenkt.

Das regelmäßige Austauschen mit einer neutralen Person kann helfen, Werkzeuge, mit deren Hilfe Ambivalenzen aufgelöst werden können, zu verinnerlichen und damit alte Verhaltensmuster aufzubrechen. Um voranzukommen, müssen Sie Ihre Ambivalenz auflösen.

Lösen Sie sich von Ihrer Bindung an das "Wie".

Ihre Aufgabe ist es, das "Was" zu bestimmen und dann mit anderen Menschen zusammenzuarbeiten, um das "Wie" zu erreichen.

Wenn es Ihr Ziel ist, als Selbständiger zu arbeiten und Ihr eigenes Unternehmen zu leiten, sollten Sie nicht aufgeben, wenn Ihr erster Versuch scheitert, sondern sich überlegen, wie Sie Ihre Vision auf eine andere, finanziell lukrativere Weise erreichen können.

Ist es Ihr Ziel, mit dem Rauchen aufzuhören, und es klappt nicht sofort beim ersten Versuch, dann betrachten Sie das als Antwort auf die Frage, wie Sie es richtig anfassen müssen.

Der Punkt ist, dass das Leben Sie immer wieder mit der Art und Weise überraschen wird, wie die Dinge zum Tragen kommen. Anstatt zwanghaft darauf zu achten, dass jedes kleine Detail so funktioniert, wie Sie es sich vorstellen, sollten Sie offen für Potenziale und Möglichkeiten sein, selbst wenn es etwas ist, das Sie sich vorher nicht vorstellen konnten.

Umgeben Sie sich mit Verbündeten

Beginnen Sie, Zeit mit Menschen zu verbringen, die ehrgeizig, unterstützend und kreativ sind.

Verbringen Sie nicht Ihre wertvolle Zeit mit Menschen, die mit ihrem Leben unzufrieden sind. Sie werden von diesen Leuten nicht viel Unterstützung bekommen, wenn es darum geht, auszubrechen und Ihr eigenes Ding zu machen. Denken Sie daran, dass Sie wirklich zu dem werden, womit Sie die meiste Zeit verbringen, und wählen Sie Ihre Umgebung sehr sorgfältig aus.

Hören Sie sich jeden Morgen auf dem Weg zur Arbeit eine motivierende Rede oder einen Podcast an. Schalten Sie beim Abwasch oder im Auto eine Talkshow ein, die sich auf die Art von Erfolg bezieht, die Sie anstreben. Füllen Sie Ihr Leben mit so viel Bestätigung und Motivation wie möglich. Möglicherweise müssen Sie die Lektionen mehr als einmal hören, aber sie werden mit der Zeit in Ihr Gehirn sickern, und schließlich werden Sie sich selbst dabei ertappen, wie Sie nach den Weisheiten derer handeln, die dort sind, wo Sie hinwollen.

Führen Sie einen inneren Dialog

Sprechen Sie mit sich selbst, wenn Sie das Verlangen nach einer Zigarette verspüren. Dies Hilft Ihrem Unterbewusstsein, sich darin zu bestärken Nichtraucher zu sein. Sie können für Ihren inneren Dialog folgende Sätze nutzen oder sich selbst motivierende Sätze einfallen lassen.

- *Ich möchte ein freies, selbstbestimmtes Leben führen.*

- *Ich gehöre zu denjenigen, die sich ihr Leben nicht durch Zigaretten ruinieren.*

- *Die Gesundheit von mir und meinen Mitmenschen ist wichtiger als das kurzfristige Verlangen zu befriedigen.*

- *Ich bin stärker als die Sucht.*

- *Ich möchte mein Leben ohne Zwänge genießen.*

- *Wenn ich rauchfrei bleibe, schaffe ich noch viel mehr in meinem Leben.*

- *Ich möchte ein Vorbild sein.*

- *Ich zeige anderen Rauchern, wie auch sie es schaffen können.*

- *Mir ist es wichtig, dass mein Geruchs- und Geschmackssinn wieder funktioniert.*

- *Meine Rente möchte ich viele Jahre genießen.*

- *Meine Gesundheit ist mir wichtiger als eine kurzfristige Befriedigung durch Nikotin.*

- *Die dauerhafte Abstinenz stärkt mein Selbstbewusstsein enorm.*

WIE MAN MIT DEM RAUCHEN AUFHÖRT, OHNE ZUZUNEHMEN

Viele Menschen machen sich Sorgen, dass sie zunehmen, wenn sie mit dem Rauchen aufhören. Manchmal nehmen Menschen nach dem Rauchstopp tatsächlich zu. Daher ist es wichtig zu verstehen, was mit dem Körper passiert, wenn Sie plötzlich nicht mehr rauchen.

Es gibt drei Hauptgründe für die Gewichtszunahme, wenn man mit dem Rauchen aufhört.

1. Sie verbrauchen nicht mehr so viel Energie, um Ihren Körper auf einem relativ gleichmäßigen Niveau zu halten. Die Proteine, mit denen Sie früher die Schäden repariert haben, werden stattdessen zur Energiegewinnung abgebaut, und Ihr Körper muss sich auch nicht mehr anstrengen, um das ganze Gift loszuwerden. Das bedeutet, dass Sie gar nicht so viel essen müssen. Verringern Sie die Größe des Tellers, den Sie benutzen, sodass Sie weniger essen, es aber gleich aussieht. (Das funktioniert wirklich.)

2. Ihr Körper ist daran gewöhnt, dass das Rauchen den Blutzuckerspiegel in die Höhe treibt, da es Ihren Körper in den Stressmodus versetzt. Wenn der regelmäßige Schub ausbleibt, fühlt sich etwas "falsch"

an, und man kompensiert das, indem man etwas Süßes isst. (Es ist nicht wirklich falsch, nur anders.)

Essen Sie zuckerarmes Obst oder Karottenstifte. Sie enthalten viele Ballaststoffe, sättigen den Magen und sorgen für einen leichten Blutzuckerschub, aber nicht für den großen, schädlichen Sprung, den ein zuckerhaltiger Snack verursacht. Außerdem enthalten sie Vitamine und Mineralstoffe, die Ihrem Körper helfen, sich von den Schäden des Rauchens zu erholen.

3. Manche Menschen sind so sehr daran gewöhnt, etwas im Mund zu haben, das sich ohne Zigaretten wieder etwas falsch anfühlt. Kauen Sie zuckerfreien Kaugummi, wenn Sie etwas im Mund vermissen.

FAZIT

Wenn Sie mit dem Rauchen aufhören, sinkt das Risiko von Herzinfarkten, eines Schlaganfalls, vieler Krebsarten und von Lungenerkrankungen. Nikotin ist ein Nervengift. Als künftiger Nichtraucher werden Sie beginnen, sich lebendiger zu fühlen, da Ihre Energie nicht verwendet werden muss, um Rauchschäden zu heilen.

Die Atemnot beim Treppensteigen und Gehen geht zurück und der morgendliche Husten nimmt ab oder verschwindet. Das Erscheinungsbild Ihrer Haut verbessert sich. Rauchen lässt Sie älter aussehen und macht Ihre Haut faltig und lederartig.

Ihr gesamtes persönliches Umfeld, also der Geruch Ihrer Kleidung, Ihrer Haare, Ihres Atems, Ihrer Wohnung und Ihres Autos verbessert sich. Ihre Umwelt wird das Nikotin nicht mehr über Passivrauchen aufnehmen.

Sie sparen Geld und schlafen tiefer und erholsamer, wenn Sie nicht rauchen. Denken Sie daran, dass in den ersten ein bis zwei Wochen nach dem Rauchstopp ihr Körper sich an die Abwesenheit des Giftes gewöhnen muss. Betrachten Sie das als ein gutes Zeichen. Wenn Sie die damit einhergehenden Entzugserscheinungen bewusst wahrnehmen, kann es Ihnen helfen zu verstehen, was sie ihrem Körper alles zugemutet haben. Bevor Sie also dem Verlangen nach einer Zigarette nachgeben, denken Sie daran, dass die meisten dieser Reaktionen sowieso schon wieder nach ein paar Tagen von alleine verschwinden werden.

Sprechen Sie mit ihrem Umfeld, mit Freunden und Familien oder Kollegen, darüber, dass sie mit dem Rauchen aufhören. Erklären Sie ihnen, dass ihr momentanes Verhalten ganz normale Symptome für den Entzug sind und vorübergehen.

Akzeptieren Sie die Nebenwirkungen ihrer Rauchentwöhnung als etwas Positives. Atmen Sie tief durch, damit sich Ihre Lungen reinigen.

Trinken Sie weniger Kaffee, Tee und koffeinhaltige Erfrischungsgetränke. Nikotin und Koffein stehen in Wechselwirkung, und wenn Sie nicht rauchen, hat Koffein eine stärkere Wirkung auf Sie, also reduzieren Sie es ein wenig. Trinken Sie ausreichend Wasser! Beginnen Sie den Tag mit einem großen Glas vor dem Frühstück.

Essen Sie zuckerarmes Obst wie Aprikosen, Beeren, Wassermelone oder Avocado zwischen den Mahlzeiten und zu Beginn der Mahlzeiten. Versuchen Sie es auch mit zuckerfreiem Kaugummi, Karotten oder Stangensellerie.

Bewegen Sie sich, wenn Sie Heißhunger, Angst oder Wut verspüren oder nutzen Sie Entspannungsübungen. Machen Sie etwas mit Ihren Händen, wenn Sie unruhig sind. Sie könnten stricken oder zeichnen. Es muss nicht unbedingt etwas Sinnvolles sein. Es genügt auch einfach nur, wenn Sie zum Beispiel kleine Kugeln in den Händen gegeneinander drehen. Ändern Sie Ihre Routine, damit Sie nicht in alte Gewohnheiten verfallen. Nehmen Sie bewusst wahr, was mit ihrem Körper, ihrem Geist und ihren Gefühlen passiert. Lassen Sie die Gefühle kommen und lassen Sie sie wieder gehen. Sie dauern in der Regel nur ein paar Minuten.

Denken Sie über Ihre Gründe für das Aufhören nach. Führen Sie ein Dankbarkeitsbuch. Sprechen oder schreiben Sie darüber, wie Sie sich fühlen. Wenn Sie Ihre Gefühle in Worte fassen, verlieren diese an Kraft.